Narjes ABID
Sameh MSAAD

59 casos de asma profissional

AF558345

Narjes ABID
Sameh MSAAD

59 casos de asma profissional

ScienciaScripts

Imprint

Any brand names and product names mentioned in this book are subject to trademark, brand or patent protection and are trademarks or registered trademarks of their respective holders. The use of brand names, product names, common names, trade names, product descriptions etc. even without a particular marking in this work is in no way to be construed to mean that such names may be regarded as unrestricted in respect of trademark and brand protection legislation and could thus be used by anyone.

Cover image: www.ingimage.com

This book is a translation from the original published under ISBN 978-620-6-72331-8.

Publisher:
Sciencia Scripts
is a trademark of
Dodo Books Indian Ocean Ltd. and OmniScriptum S.R.L publishing group

120 High Road, East Finchley, London, N2 9ED, United Kingdom
Str. Armeneasca 28/1, office 1, Chisinau MD-2012, Republic of Moldova, Europe
Printed at: see last page
ISBN: 978-620-8-34073-5

Copyright © Narjes ABID, Sameh MSAAD
Copyright © 2024 Dodo Books Indian Ocean Ltd. and OmniScriptum S.R.L publishing group

Conteúdo

A

Meu caro Padre Nouri

A quem devo tudo

Dedicou toda a sua vida a cuidar da nossa família.

É o vosso *apoio constante, os vossos sacrifícios sem limites*

sacrifícios, a vossa disponibilidade e a vossa generosidade que

me permitiram ser o que sou hoje.

Que encontrem nesta obra a expressão da minha mais profunda gratidão.

"Que Deus vos guarde para nós e vos conceda boa saúde longa vida e felicidade".

A

Minha querida mãe Monjia

Fizeste mais do que qualquer mãe pode fazer para garantir que

os seus filhos sigam o caminho certo nas suas vidas e nos seus estudos.

As vossas orações e bênçãos têm sido uma grande ajuda para os meus estudos.

Dedico-vos este trabalho como sinal da minha profunda gratidão.

"Que Deus vos guarde para nós e vos conceda boa saúde

longa vida e felicidade".

A

O meu querido marido Karim

NuUe dedicatória não pode exprimir o meu amor e o meu profundo afeto.

Mesmo do outro lado do mundo, sempre estiveste lá para mim.

Sem a vossa ajuda, conselhos e encorajamento, este trabalho nunca teria visto a luz do dia.

Obrigado por dares sentido à minha vida

Obrigado por me terdes apoiado

Dedicação especial a si

"Que Deus nos mantenha unidos e felizes".

A

A minha querida irmã gémea Naoures

Não és apenas uma irmã para mim, mas a minha alma e a minha melhor amiga

Partilhámos muitos momentos agradáveis e sempre nos ajudámos mutuamente durante o nosso longo curso de estudos.

Dedico-vos este trabalho como prova do meu profundo afeto

"Que Deus vos proteja e vos dê uma vida agradável , cheia de alegria e felicidade".

O meu querido irmão Bassem e a sua mulher Mariem

O meu querido irmão, que sempre me ajudou, que esteve onde e quando precisei dele.

Dedico-vos este trabalho como prova do meu profundo afeto.

"Que Deus vos proteja e preserve a vossa saúde, felicidade e sucesso".

Os meus avós Hssan e Jamila
A memória dos meus avós
Sadok e Majida

A

Os meus sogros Taoufik e Samira

A

Os meus cunhados

Imed e a sua mulher Asma

HiChem e a sua mulher Najta

Slim e a

sua mulher Samira

Hassen e a sua noiva Sahar

Para os anjinhos

Sana, Nada

Mahdi, Mohamed Amine

Yassine, Mahmoud

A todas as famílias
Abid
Béjar
Samet

A

Todos os meus amigos

A

Todo o pessoal médico e paramédico dos serviços

Pneumologia EPS Hed Cheker, Sfax
Medicina Interna EPS Hedi Cheker, Sfax
Doenças Infecciosas EPS Hedi Cheker, Sfax
Cirurgia geral EPS Habib Bourguiba, Sfax
Oto- rino-laringologia EPS Habib Bourguiba, Sfax
Ginecologia I'hopital regional de Djbeniana
Pediatria EPS Hedi Cheker, Sfax
Medicina preventiva EPS Hedi Cheker, Sfax

O nosso Mestre e Presidente do júri Professor

Abdelkader Ayoub

Chefe do Serviço de Pneumologia

, Hospital Universitário Hedi Chaker, Sfax

Dá-nos a grande honra de presidir ao

júri desta tese.

A vossa competência e dedicação são

um exemplo para todos nós.

Gostaria de expressar a minha sincera gratidão pelos

os vossos ensinamentos e orientações

Esta obra *é a* expressão da *nossa*

profunda gratidão

A nossa Mestre e Juíza e diretora destas

Professor

Samya Marouen Jamoussi

Departamento de Medicina do Trabalho

No Hospital Universitário Hedi Chaker de Sfax

Estou-lhe grato por ter dirigido este trabalho.

A sua competência, a sua dedicação e a sua extrema

e a sua extrema bondade impressionaram-nos e são

um exemplo

para todos nós.

Gostaria de vos expressar a

minha profunda gratidão por este trabalho.

O nosso Mestre e juiz destas Professor Agrege

Wajdi Karim Rekik

Serviço de Pneumologia

No Hospital Universitário Hedi Chaker de Sfax

Gostaria de lhe agradecer muito sinceramente, caro mestre

pela honra que me deu ao aceitar ser

o júri desta tese

Encontram nesta obra a expressão do meu profundo respeito

respeito pelas vossas qualidades humanas, científicas e profissionais

qualidades científicas e profissionais

O nosso Mestre e Juiz destes Professores Agrége

Hajeur Ayedi

Serviço de Pneumologia

, Hospital Universitário Hedi Chaker, Sfax

Gostaria de vos agradecer muito sinceramente pela grande honra

que me deu ao aceitar julgar este trabalho.

Admiro a sua riqueza de conhecimentos e o seu rigor científico

Aceitem os meus sinceros agradecimentos e profundo respeito

O nosso Mestre e Juiz

, Professor

Ben Ayed Mourad

Serviço de exploração funcional

do Hospital Universitário Habib Bourguiba de Sfax

Gostaria de vos agradecer muito sinceramente pela grande honra

que me deu ao aceitar julgar este trabalho.

Este trabalho

é a expressão do meu mais profundo respeito.

O nosso diretor de mestrado e de tese

Caro Doutor

Msaad Sameh

Assistente do Serviço de Pneumologia do Hospital Universitário
No Hospital Universitário Hedi Chaker de Sfax
Estou-lhe grato por ter dirigido este trabalho.
As suas qualidades científicas e humanas e o seu dinamismo profissional
são um exemplo para mim.
A vossa contribuição para a minha formação e
O vosso sentido de eficiência merecem a minha admiração
Por favor, encontre neste trabalho um modesto sinal do meu mais profundo respeito
e os meus sinceros agradecimentos.

O nosso mestre

Caro Professor

Samy Kammoun

Professor do Serviço de Pneumologia
do Hospital Universitário Hedi Chaker de Sfax
As vossas competências e as vossas qualidades científicas e humanas
são um exemplo para todos nós
Através deste trabalho, gostaria de expressar a minha profunda estima e
sincera gratidão.

O nosso Mestre

, Professor

Ilhem Yengui

Serviço de Pneumologia

No Hospital Universitário Hedi Chaker de Sfax

A vossa dedicação, os vossos conhecimentos e as vossas qualidades humanas

as qualidades humanas sempre nos impressionaram

Encontram nesta obra a expressão do meu respeito

respeito e a minha profunda gratidão

O nosso mestre

Caro Doutor

Wajdi Ketata

Assistente Hospitalar Universitário do Serviço de Pneumologia do Hospital Universitário Hedi Chaker de Sfax

Apreciamos a sua grande modéstia, as suas qualidades humanas e

e o vosso rigor científico.

Esta obra é a expressão da *minha profunda estima*

قسم الطبيب

اقسم بالله العظيم

- أن أراقب الله في مهنتي.
- وأن أصون حياة الإنسان في كافة أدوارها، في كل الظروف والأحوال باذلا وسعي في استنقاذها من الهلاك والمرض والألم والقلق.
- وأن أحفظ للناس كرامتهم، وأستر عورتهم، وأكتم سرهم.
- وأن أكون على الدوام من وسائل رحمة الله، باذلا رعايتي الطبيّة للقريب والبعيد، للصالح والخاطئ، والصديق والعدو.
- وأن أثابر على طلب العلم، أسخره لنفع الإنسان لا لأذاه.
- وأن أوقّر من علّمني، وأعلم من يصغرني، وأكون أخا لكلّ زميل في المهنة الطبيّة متعاونين على البر والتقوى.
- وأن تكون حياتي مصداق إيماني في سرّي و علا نيتي، نقية ممّا يشينها تجاه الله ورسوله والمؤمنين.

والله على ما أقول شهيد

JURAMENTO DE HIPOCRISIA

Na presença dos mestres desta escola, dos meus caros colegas estudantes e na tradição de Hipócrates, prometo e juro ser fiel aos princípios de honra e de probidade no exercício da medicina.

Eu daria à Cindigent os meus cuidados gratuitos e nunca exigiria um salário superior ao meu trabalho.

Se eu entrar numa casa, os meus olhos não vão ver o que se passa lá.

A minha língua guardará silêncio sobre os segredos que me foram confiados e o meu Estado não será usado para corromper a moral ou encorajar o crime.

Respeitoso e grato aos meus professores, devolverei aos seus filhos a mesma educação que recebi dos seus pais.

Que os homens me estimem se eu for fiel às minhas promessas, e que eu seja envergonhado e desprezado pelos meus colegas se não as cumprir.

1 INTRODUÇÃO

Muitos trabalhadores inalam contaminantes de vários tipos no ambiente geral e no local de trabalho. Estes contaminantes podem danificar o sistema respiratório e contribuir para o aparecimento de doenças pulmonares profissionais (DPO), incluindo a asma.
Ramazzini, em 1700, foi um dos primeiros a descrever alguns casos de asma profissional (OA), nomeadamente entre os moleiros.
A AP, que afecta indivíduos economicamente activos, parece ser atualmente a doença respiratória profissional mais comum [1, 2, 3, 4]. Este facto deve-se ao número cada vez maior de novas substâncias potencialmente perigosas que são introduzidas na indústria.
No entanto, a incidência da AP continua subestimada devido às dificuldades de diagnóstico, ao grande número de agentes causadores e à subnotificação desta doença por parte dos médicos e dos trabalhadores. [3]
O diagnóstico desta doença requer uma abordagem adequada, combinando um interrogatório cuidadoso com um estudo funcional respiratório e imunológico, com três objectivos principais: estabelecer um diagnóstico positivo de asma; demonstrar a origem ocupacional da doença; e identificar o agente causador [5].
As repercussões sociais da AP são importantes. As suas consequências económicas, devido ao custo direto da própria doença, do seu tratamento, do absentismo e da perda de eficiência profissional, são de extrema importância.
Neste estudo, interessavam-nos os casos de asma declarados como doença profissional, com os seguintes objectivos

- Estudar a frequência de AF no sul da Tunísia de 2002 a 2009.
- Determinar a estratégia de diagnóstico da AP e as particularidades epidemiológicas dos doentes.
- Descrever os factores etiológicos, nomeadamente as principais profissões envolvidas.
- Descrever os aspectos terapêuticos, evolutivos e preventivos, bem como a reparação médico-legal.

2 MATERIAIS E MÉTODOS

1. Tipo de estudo

Trata-se de um estudo descritivo retrospetivo realizado no Serviço de Medicina e Patologia do Trabalho do Hospital Universitário Hedi Cheker, em Sfax, em colaboração com o Serviço de Pneumologia e os serviços regionais do Fundo Nacional de Seguro de Doença (CNAM).

2. População do estudo

O nosso inquérito abrangeu todos os casos de AP comunicados às delegações regionais do CNAM durante um período de oito anos, de 01/01/2002 a 31/12/2009.

3. Recolha de dados

Consultámos :

❖ Os processos dos doentes são arquivados nos arquivos do Serviço de Pneumologia.

❖ Os registos médicos e administrativos dos pacientes declarados no âmbito da AP (certificado médico inicial (CMI), avaliação para-clínica, etc.) recolhidos nos serviços regionais do CNAM em Sfax.

❖ Dados do inquérito profissional efectuado pelo CNAM para todos os casos declarados.

Os dados recolhidos são registados numa ficha sinóptica que contém uma série de rubricas:

1) A identidade do doente (apelido, nome próprio, idade, sexo)
2) Dados socioprofissionais

❖ Origem geográfica

❖ Estado civil

❖ Nível escolar

❖ Tipo de regime de segurança social

❖ Setor de trabalho

❖ Profissão(ões)

❖ Categoria profissional

❖ Data de contratação

❖ Dados do estudo do posto de trabalho

3) Os antecedentes e hábitos médicos pessoais e familiares do paciente.
4) A história e o exame clínico.
5) Resultados dos exames práticos complementares :

❖ Testes biológicos (NFS, IgE total e específica)

❖ Controlo radiológico (radiografias do tórax e dos seios nasais)

❖ Provas de função RESPIRATÓRIA (espirometria simples e por etapas, prova de provocação brônquica específica e inespecífica, prova de reversibilidade ao mimético B2, prova de evicção)

❖ Testes alergológicos cutâneos (testes cutâneos padrão e específicos)

6) Abordagens terapêuticas e de desenvolvimento.

7) Consequências médicas e jurídicas.

Os vários dados serão resumidos na secção de resultados.

É importante especificar que os critérios de inclusão para os casos de asma são :

1) Todos os doentes com uma atividade profissional e em idade profissional foram declarados como AP.

2) O diagnóstico de asma é confirmado por um pneumologista e/ou por um médico especialista em patologia do trabalho, com base em :

❖ Uma história clínica sugestiva de asma

❖ Testes de função pulmonar compatíveis com o diagnóstico de asma brônquica.

3) Todos os casos de asma declarados como doença profissional e discutidos pelo comité especializado de reconhecimento de doenças profissionais.

Não incluído:

1) Todos os casos de asma diagnosticados em doentes que não exercem uma atividade profissional declarados ao CNAM.

2) Todos os casos de rinite alérgica sem síndrome obstrutiva associada.

4. Definições

- Distúrbio ventilatório obstrutivo: é definido por um rácio de Tiffenau inferior a 0,7. A gravidade da DVO é avaliada pelo valor do FEV1. A DVO é, portanto, :

- Ligeira se FEV1 > 80
- Moderado se o FEV1 estiver entre [60-80%].
- Grave se o FEV1 estiver entre [30- 60%[.
- Muito grave se o FEV1 for inferior a 30%.
- A hiperreactividade brônquica inespecífica (NSABH) é definida como uma obstrução brônquica excessiva em resposta a vários estímulos que produzem pouca ou nenhuma resposta em indivíduos normais.

Para testar a HRBNS, é utilizado um teste quantitativo, no qual são administradas doses crescentes de metacolina ou carbacol em forma de aerossol, começando com 50 ug. Após cada dose, o FEV1 é medido. É necessária uma diminuição do FEV1 superior a 20% para que uma dose inferior a 3000 ug seja considerada um teste positivo.

5. Critérios de interpretação dos testes biológicos e *imunológico*

- A contagem de eosinófilos é considerada elevada (hiper eosinofilia) a partir de 400 El/ml).
- Os níveis totais de Ig E são considerados elevados a partir de 100 UI/1

6. Análise estatística

Para efeitos de análise estatística, os dados foram introduzidos e analisados com recurso ao software SPSS versão 18.0.

As correlações foram estudadas através de uma análise bivariada baseada no coeficiente de correlação de Pearson. A correlação é mais forte se o valor for próximo de -1 ou 1. A significância é adquirida por um $p < 0,05$ para todos os testes estatísticos.

3 RESULTADOS

Entre 01/01/2002 e 31/12/2009, foi possível identificar 59 casos de AP entre 686 casos de doenças profissionais (DO) declarados nos diferentes serviços regionais do CNAM no sul da Tunísia, ou seja, 8,6% do número total de DO declaradas.

1. Repartição dos casos de HA por ano de notificação

A repartição dos casos por ano de notificação foi a seguinte (Figura 1):

- Em 2002: 7 casos, ou seja, 11,8% do total de casos.
- Em 2003: 8 casos, ou seja, 13,5% do total de casos.
- Em 2004: 12 casos, ou seja, 20,3% do total de casos.
- Em 2005: 9 casos, ou seja, 15,2% do total de casos.
- Em 2006: 10 casos, ou seja, 16,9% do total de casos.
- Em 2007: 8 casos, ou seja, 13,5% do total de casos.
- Em 2008: 4 casos, ou seja, 6,7% do total de casos.
- Em 2009: 1 caso, ou seja, 1,6% do total de casos.

O número médio de casos notificados por ano é de 7,3.

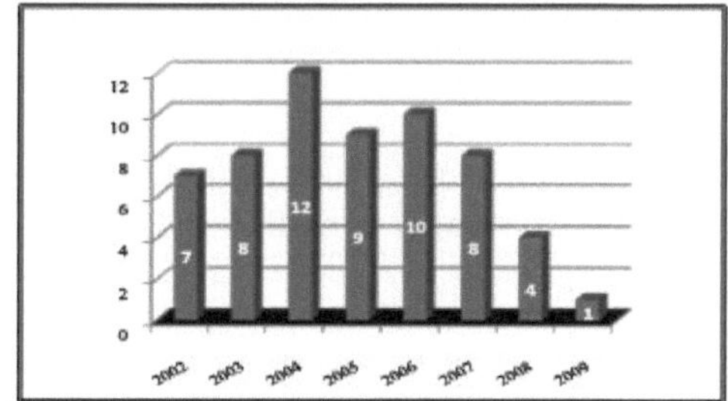

Figura 1: Distribuição dos casos de HA por ano de notificação

2. Repartição dos casos notificados por dados sócio-demográficos

2.1. Género

A nossa população é predominantemente masculina (74,5%). O rácio entre os sexos é estimado em 2,93 (Figura 2).

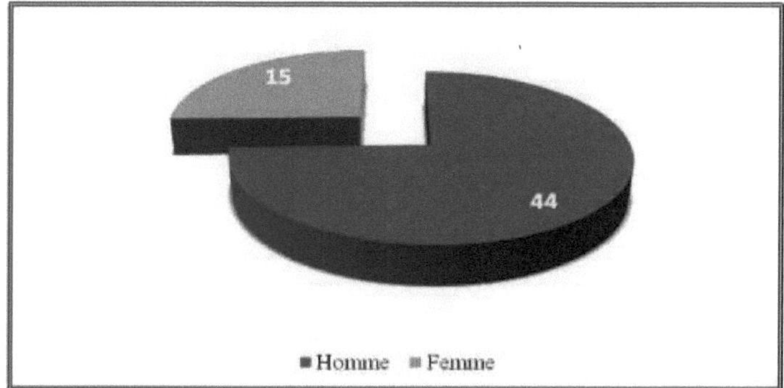

Figura 2: Repartição da população por género

2.2. Idade

A idade média dos pacientes foi de 42 ± 9 anos, com extremos variando de 24 a 64 anos (Figura 3).

A idade média da população masculina é de 44 anos. A idade média das mulheres é de 36 anos.

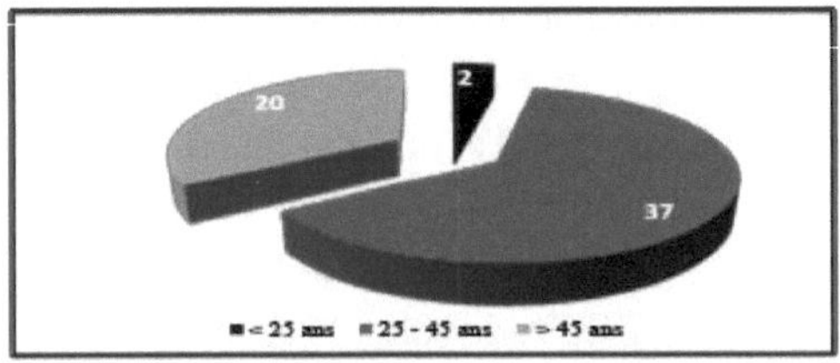

Figura 3: Distribuição etária da população

Todos os homens tinham mais de 25 anos e dividiam-se quase equitativamente entre os dois grupos etários [25-45] (24 homens ou 54,5%) e > 45 (20 homens ou 45,4%).

A maioria da população feminina tem idades compreendidas entre os 25 e os 45 anos (13 mulheres ou 18,6%). Nenhuma mulher tinha mais de 45 anos (Figura 4).

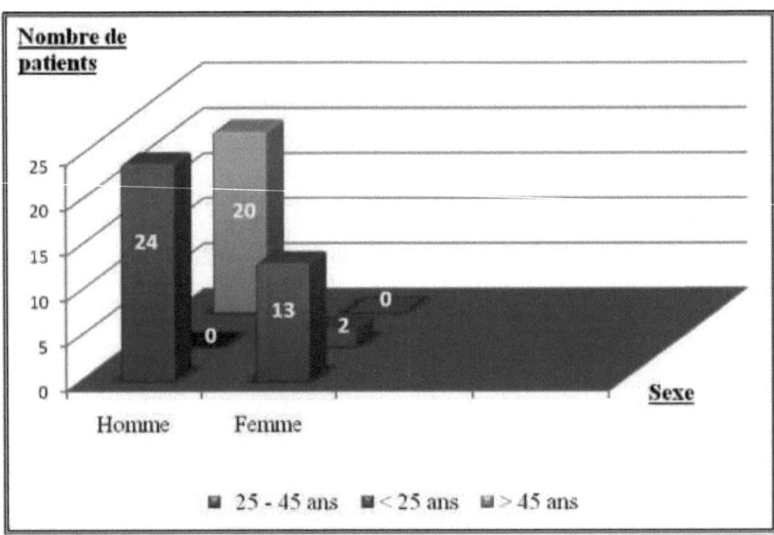

Figura 4: Repartição da população estudada por idade e género

2.3. Origem geográfica :

Mais de metade dos doentes eram oriundos da cidade de Sfax (54,2% dos casos). Os outros casos eram maioritariamente de Sidi Bouzid (20,3% dos casos) e Kasserine (10,1% dos casos).

A repartição dos doentes por origem geográfica é apresentada no quadro e nas figuras seguintes (Quadro I e Figuras 5 e 6).

Quadro I: Repartição dos doentes por origem geográfica

Origem geográfica	*Número de casos*	*Frequência(%) (N=59)*
Sfax	32	54,2
Sidi Bouzid	12	20,3
Kasserine	6	10,1
Medenine	4	6,7
Gabes	2	3,3
Tataouine	2	3,3
Tozeur	1	1,6

A região de Kasserine, Medenine, Sfax e Sidi Bouzid caracteriza-se por uma predominância de doentes do sexo masculino (Figura 5).

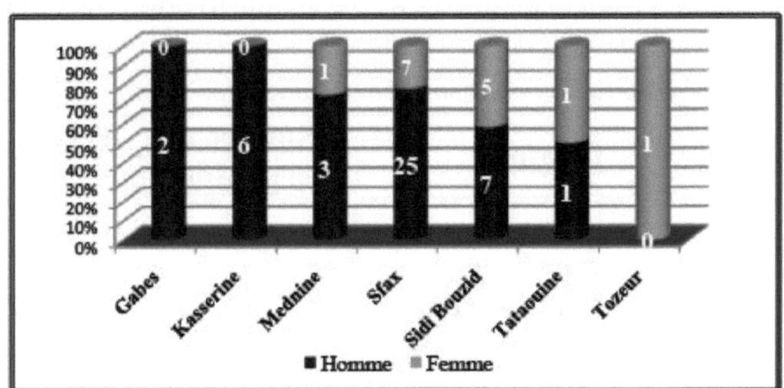

Figura 5: Repartição da população por origem geográfica e género

Nas regiões de Sfax e Sidi Bouzid, a maioria da população tem entre 25 e 45 anos. Em Gabes, os dois doentes notificados tinham mais de 45 anos (Figura 6).

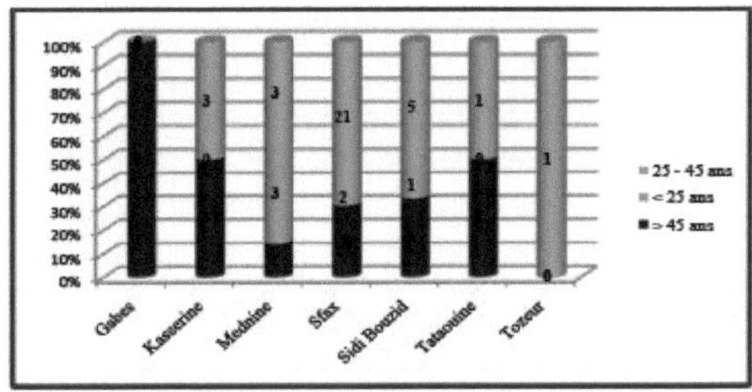

Figura 6: Repartição da população por origem geográfica e idade

3. Dados profissionais

3.1. Setor de atividade

A maioria dos doentes (80,3% dos casos) trabalha em empresas do sector secundário (indústria transformadora). Apenas um caso foi registado no sector primário (Figura 7).

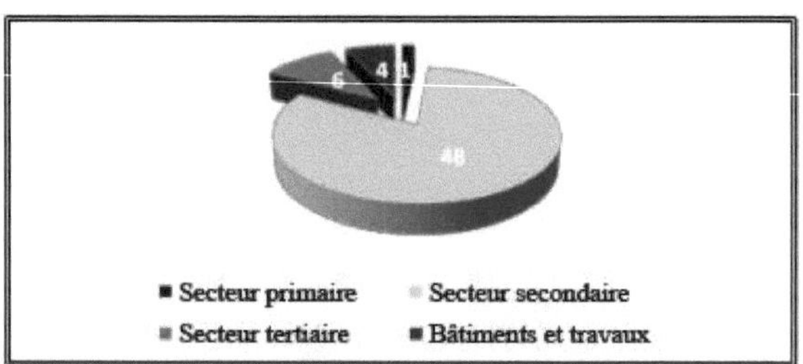

Figura 7: Repartição dos casos comunicados por sector económico

No sector secundário, os sectores mais comuns são: a indústria alimentar (28,8%), os têxteis e o vestuário (16,9%), a indústria química (13,5%), a carpintaria e a indústria da madeira (11,8%) e a indústria metalúrgica (10,1%) (Quadro II).

Quadro II: Repartição dos casos comunicados por sector de atividade

Setor de atividade	Domínio	Número de pacientes	Percentagem (%) N=59
Setor primário	Indústria extractiva	1	1,6
	Indústria alimentar	17	28,8
	Têxteis e vestuário	10	16,9
Setor secundário	Indústria química	8	13,5
	Marcenaria e setorial madeira	7	11,8
	Indústria metálico	6	10,1
	Saúde	4	6,7
Setor dos serviços	Hotellerie	2	3,3
Edifícios e obras audiências		4	6,7

3.2. Profissão

Os vinte trabalhadores qualificados incluem cinco padeiros, um pasteleiro, dois motoristas, uma costureira, três carpinteiros, dois pintores, um soldador, um torneiro e um envernizador. Os dois quadros intermédios são um enfermeiro e um técnico superior (Figura 8).

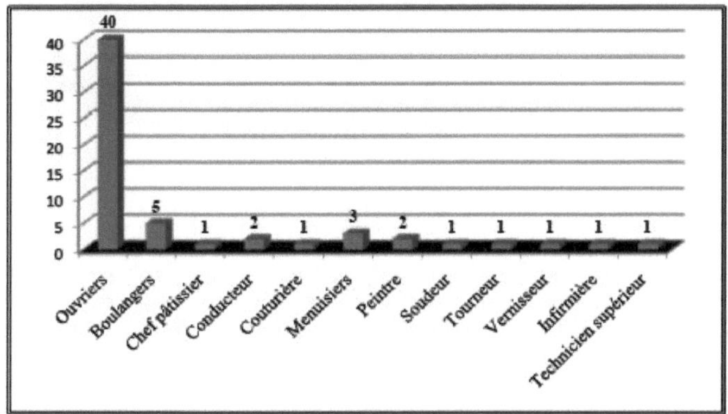

Figura 8: Repartição da população por profissão

3.3. Categoria profissional

Quarenta doentes pertenciam à categoria dos operários, representando a maioria (67,7%). Os restantes doentes incluíam 17 trabalhadores qualificados (28,8%) e dois quadros médios (3,3%). Entre os nossos doentes, não havia quadros superiores (Figura 9).

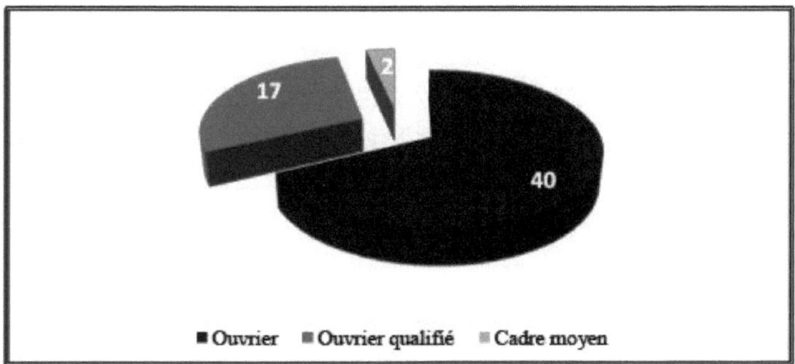

Figura 9: Repartição dos casos notificados por categoria profissional

3.4. Cobertura da segurança social

Todos os pacientes pertencem ao sector privado e beneficiam de um seguro de saúde fornecido pelo CNAM.

3.5. Cobertura de medicina do trabalho

Mais de 2/3 da população (67,7% dos casos) estão abrangidos pela medicina do trabalho (Figura 10).

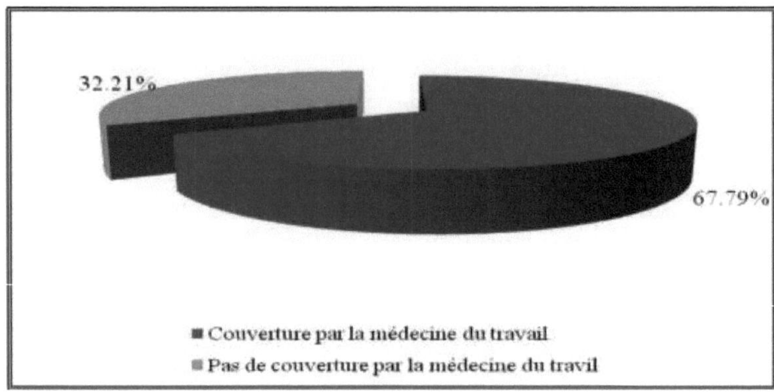

Figura 10: Repartição dos casos notificados segundo o facto de estarem ou não cobertos pela medicina do trabalho

Quase 80% dos pacientes de Sfax e Sidi Bouzid beneficiaram desta cobertura pelas estruturas regionais de medicina do trabalho (Figura 11).

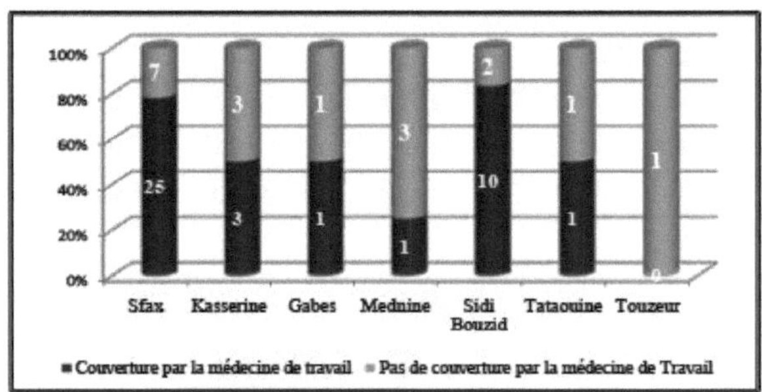

Figura 11: Repartição da população estudada por origem geográfica e cobertura de saúde ocupacional

4. Diagnóstico de asma

4.1. Questionamento

4.1.1. Antecedentes

Antecedentes atópicos

Apenas um doente da nossa série tinha história familiar de atopia. Os antecedentes pessoais de atopia foram identificados em 13 doentes (20,3%). Estes foram :

6 casos de asma alérgica ;

6 casos de rinite alérgica ;

Um caso de eczema (Quadro III).

É também de salientar que a maioria dos doentes (77%) não tinha antecedentes de atopia.

Quadro III: Frequência dos antecedentes pessoais de atopia

História pessoal de atopia	Número de pacientes	Frequência (%)
Não	46	77,9
Asma alérgica	6	10,1
Rinite alérgica	6	10,1
Eczema	1	1,6
Conjuntivite alérgica	0	0

Outros antecedentes

Foram registados antecedentes de tuberculose pulmonar comum tratada e curada em 2 doentes.

1.1.2. Motivo da consulta :

A maioria dos doentes, 81,3%, tinha recebido pelo menos uma consulta de medicina do trabalho por suspeita de doença profissional (Figura 12).

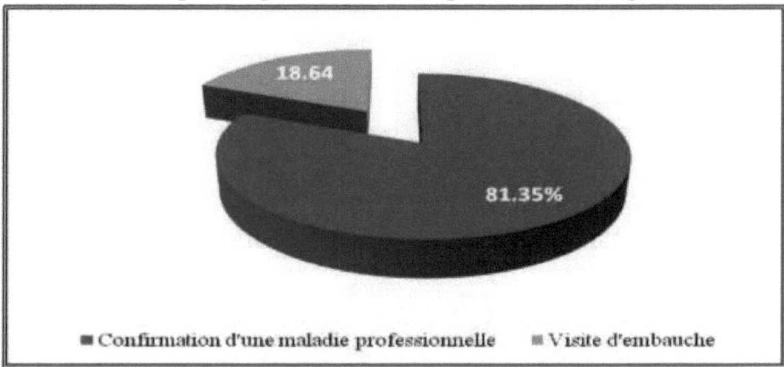

Figura 12: Repartição da população estudada por motivo de consulta

1.1.3. Sinais respiratórios funcionais

Quarenta e quatro doentes referiram sibilância variável, sendo esta a principal queixa funcional na nossa série (74,5%). A tosse seca crónica foi observada em 13 doentes (22%) (Quadro VI).

Quadro VI: Sinais respiratórios comunicados pelos doentes

Manifestação clínica	*Número*	*Frequência (%)*
Dispneia sibilante	44	74,5
Tosse seca	13	22
Espirros	6	10,1
Dispneia + tosse	9	15,2
Manifestações atópicas	22	37,2
Dispneia + sintomas atópicos	15	25,4

4.2. Exame somático

O exame físico não apresentava qualquer anomalia notável em quase metade dos doentes (44%). A sibilância e o ressonar foram observados em 37,2% e 11,8% dos doentes, respetivamente.

Dados dos exames da pele, dos ouvidos, do nariz e da garganta, bem como e a oftalmologia não foram especificadas nos nossos ficheiros.

4.3. Avaliação paraclínica

4.3.1. Controlo radiológico

Em todos os doentes, o diagnóstico inicial incluiu uma radiografia frontal normal do tórax. Não foram encontradas anomalias significativas, exceto distensão torácica em 6 casos e síndrome brônquica em 4 outros (Quadro V).

Tabela V: Distribuição da população de acordo com os dados da radiografia de tórax

Dados da radiografia do tórax padrão	*Número de pacientes*	*Frequência (%)*
Normal	49	83
Distensão torácica	6	10,1
Síndrome brônquica	4	6,7

Além disso, foi efectuada uma radiografia dos seios nasais em apenas 3 doentes. Esta revelou uma obturação maxilar num caso e uma pansinusite nos outros dois.

4.3.2. Testes biológicos e imunológicos

Figure 1 Contagem sanguínea

Dos 10 doentes em que foi efectuado um hemograma, 7 (11,8%) apresentavam hipereosinofilia com uma contagem de eosinófilos no sangue superior a 500 elementos/mm3.

Figure 2 Determinação da Ig E total

A IgE total foi medida em 18 doentes (30,5% da população). Foi encontrado um nível aumentado superior a 150 UI/ml em 11 dos 18 doentes que beneficiaram de um ensaio de IgE total, ou seja, 61,1% dos casos (Figura 13).

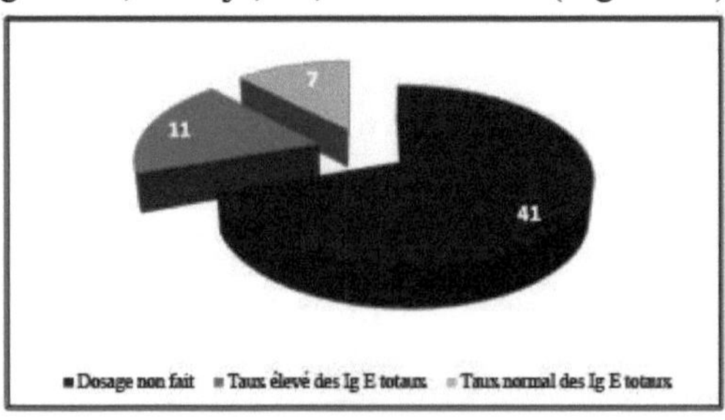

Figure 13 Nível sanguíneo de Ig E total

Padrão de teste de picada

No âmbito do estudo alergológico, apenas os doentes com idade inferior a 40 anos e com um quadro clínico sugestivo de atopia foram submetidos ao prick test, ou seja, 27 doentes (45,7%). A sensibilização a um ou mais alergénios foi confirmada em 18 casos (66,6%), o que representa quase um terço da população total (30,5%) (Figura 14).

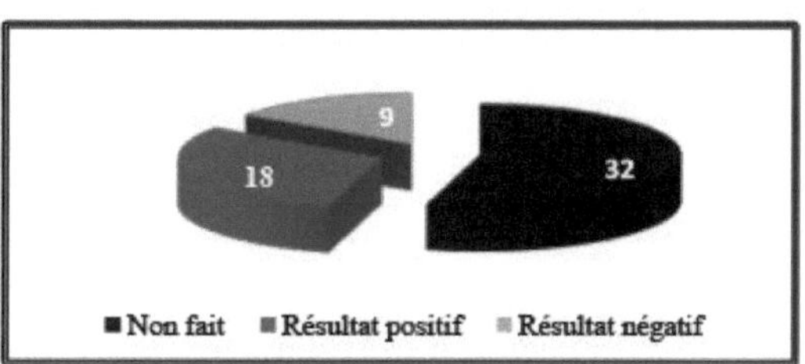

Figure 14 Resultados dos testes de punção normalizados

4.3.3. Avaliação da função respiratória

❖ Espirometria com curva de fluxo/volume

Os resultados da espirometria não foram encontrados em 11 casos. Assim, foram analisados os relatórios de apenas 48 pacientes. Entre os casos analisados, o valor médio da relação VEF1:CVF foi de 65,6%. A espirometria foi normal em 16 pacientes, enquanto que o distúrbio ventilatório obstrutivo (DVO) estava presente em 32 pacientes, ou seja, 66,6% dos casos.

Tabela VI: Distribuição da população de acordo com o valor do VEF1

Valores de FEV1 (%)	*Número de pacientes*	*Frequência(%)*
>80	2	6,2
]60-80]	16	50
<60	14	43,7
Total	32	100

❖ Teste de reversibilidade Beta2 mimético

Dos 32 doentes com OVT objetivado por espirometria, apenas 3 foram submetidos a uma investigação mais aprofundada utilizando um teste de reversibilidade mimético da beta-2. Foi observada uma reversibilidade significativa em todos os 3 casos. No entanto, o valor médio do ganho em FEV1 e FVC não foi especificado nos ficheiros.

❖ Prova de provocação brônquica inespecífica com metacolina

Dos 10 doentes com espirometria normal, 10 foram submetidos a uma prova de provocação brônquica inespecífica com metacolina. Este teste foi positivo em 9 casos (Tabela VII).

<u>*Quadro VII:*</u> Resultados da prova de provocação brônquica inespecífica

Teste de provocação brônquica não específico	*Número de pacientes*	*Frequência (%)*
Não realizado	49	83
Perceber	10	16,9
Positivo	9	15,2
Negativo	1	1,6

5. Confirmação da origem profissional da asma

5.1. Questionar os dados

5.1.1. Atraso no início dos sintomas em relação à data de aluguer

O tempo médio entre a data de recrutamento e o início dos problemas respiratórios foi de 9,33 ± 6,8 anos. Em 54,2% dos casos, este tempo situou-se entre 5 e 15 anos. Para além disso, 4 doentes desenvolveram os primeiros sintomas respiratórios poucos meses após o recrutamento, enquanto outros 6 só se tornaram sintomáticos após 20 anos ou mais de exposição ao risco profissional (Figura 15).

Nos indivíduos atópicos, os sintomas respiratórios apareceram numa média de 6 anos, com extremos que variam de alguns meses a 12 anos. Por outro lado, nos indivíduos não atópicos, o tempo médio foi de 10 anos, com extremos que variam de alguns meses a 26 anos.

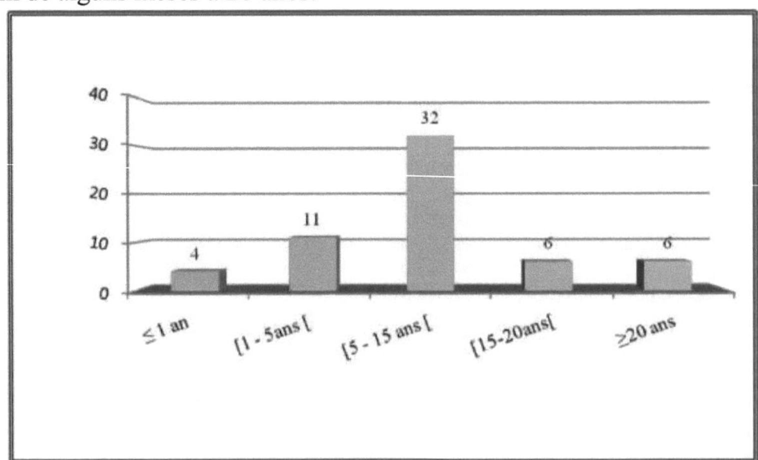

<u>*Figura 15:*</u> Distribuição da população de acordo com o atraso no início dos sintomas em relação à data de recrutamento

5.1.2. Idade dos sintomas

A duração média dos sintomas antes da primeira consulta foi estimada em 4,42

± 5 anos, com extremos que vão de alguns meses a 24 anos. Cerca de dois terços dos doentes (62%) consultaram um especialista entre um e cinco anos após o início dos sintomas. Apenas 7 casos da população estudada foram consultados poucos meses após o início dos problemas respiratórios (Figura 16).

Número de pacientes

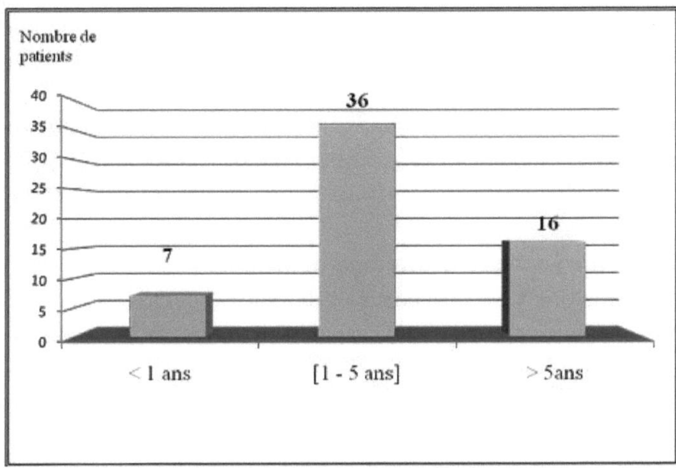

Figura 16: Repartição da população estudada de acordo com o período de consulta

5.1.3. Sintomas rítmicos:

A sintomatologia relacionada com a exposição profissional, com melhoria dos problemas respiratórios nos períodos de descanso semanal e/ou férias anuais e agravamento nos períodos de atividade, foi referida por 25 doentes (42,3%). Por outro lado, esta ritmicidade não foi registada em 34 doentes (57,6%).

5.2. Resultados de testes adicionais

5.2.1. Ensaio específico de Ig E

Foram efectuados ensaios específicos de Ig E em 14 doentes (23,7%). Foram identificados anticorpos específicos para um ou mais alergénios em 10 casos, ou seja, 16,9% da população total estudada (Quadro VIII).

Quadro VIII: Resultados do ensaio de IgE específica

Ig E específica	*Número de pacientes*	*Frequência (%)*
Facto	14	23,7
Não efectuado	45	76,2
Positivo	10	16,9
Negativo	4	6,7

A Ig E específica foi testada para os seguintes alergénios:

- Poeiras de plantas: 2 casos
- Metacrilato de metilo: 1 caixa
- Cereais e farinhas: 3 casos
- Outros agentes responsáveis por doenças respiratórias alérgicas: 2 casos
- Látex: 2 caixas
- Isocianatos: 3 casos
- Derivados nitro do fenol: 1 caso de estudo.

5.2.2. Espirometria faseada

Treze doentes foram submetidos a uma espirometria durante a exposição ao risco profissional, seguida de uma nova espirometria após um intervalo de 7 a 10 dias de evicção do alergénio. Registou-se uma melhoria do OVT sem tratamento em 10 casos.

5.2.3. Teste de provocação brônquica específico

Foi efectuada uma prova de provocação brônquica específica em 4 doentes com o objetivo de identificar o agente causal. Em todos os 4 casos, o teste foi positivo, permitindo o diagnóstico de AP e a especificação do alergénio (madeira, farinha, humidade). Não se registaram incidentes dignos de nota com estes testes.

5.3. Inquérito profissional

5.3.1. Estudo do posto de trabalho

Foi efectuado um inquérito no local de trabalho, por um investigador (engenheiro ou técnico de segurança) designado pelo CNAM, a toda a população estudada. A exposição ao agente etiológico suspeito foi confirmada no inquérito a 50 doentes, ou seja, 84,7% dos casos notificados (Quadro IX).

Quadro IX: Repartição da população de acordo com os dados do inquérito ao emprego

Estudo de emprego	*Número de pacientes*	*Frequência (%)*
Realizado	59	100
Favorável	50	84,7
Não a favor	9	15,2

5.3.2. Agente etiológico envolvido

A farinha e os isocianatos são os dois agentes etiológicos mais comuns (17,8% cada) (Figura 17).

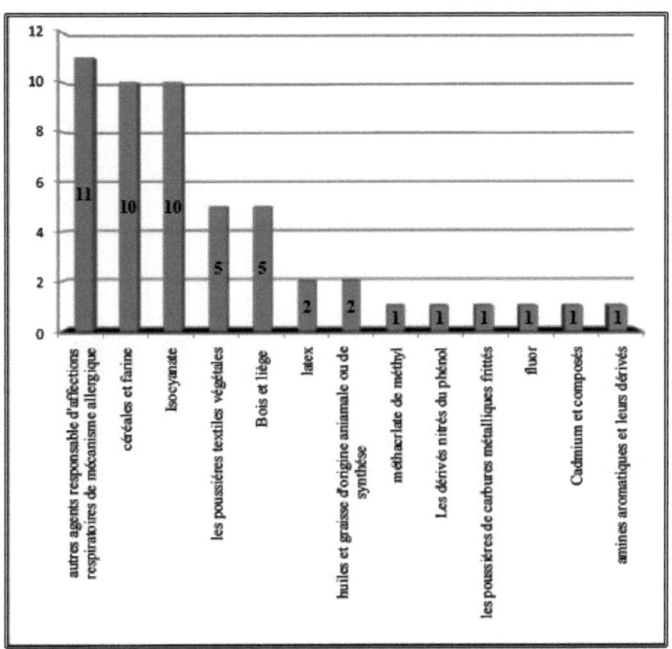

Figura 17: Repartição da população do estudo por agente etiológico

90% dos casos de AP causados por agentes químicos, em particular isocianatos, provêm da região de Sfax, enquanto 100% dos casos registados em Sidi Bouzid são causados por agentes vegetais, como a farinha (Quadro X).

Quadro X: Repartição da população do estudo por regiões principais e agentes etiológicos

Região	*Agente etiológico*	*Número de casos*
Sfax	Isocianato	9
	Outros agentes químicos, exceto isocicantes	5
	Farinha	4
	Madeira e cortiça	3
	Látex	1
Sidi Bouzid	Farinha	3
	Poeiras de têxteis vegetais	4
	Pó de plantas	2
	Bois el liege	2

6. Consequências jurídicas e profissionais

6.1. Declaração

A declaração foi efectuada ao abrigo de vários quadros de doenças profissionais (quadro XI), essencialmente os 3 quadros seguintes:

- Tabela 58: correspondente a outros agentes responsáveis por doenças respiratórias alérgicas; 14 doentes do nosso estudo foram declarados nesta tabela.
- Quadro 56 sobre cereais e farinha (14 outros casos)
- Quadro 42 sobre isocianatos (10 casos).

Quadro XI: Repartição da população por quadro de doença profissional doenças profissionais

Quadro n°.	*Título da pintura*	*Número de pacientes*	*Frequência (°%o)*
10	Flúor, ácido fluorídrico e seus sais minerais	1	1,6
11	Cádmio e compostos	1	1,6
13	Pó de carboneto metálico sinterizado	1	1,6
33	Aminas aromáticas e seus derivados	1	1,6
36	Derivados nitro dos fenóis	1	1,6
39	Óleos e gorduras minerais e sintéticos	1	1,6
42	Isocianatos	10	16,9
44	Látex	1	1,6
53	Poeiras de têxteis vegetais	5	8,4

54	Madeira e cortiça	5	8,4
56	Farinha de cereais	14	23,7
57	outras poeiras vegetais	4	6,7
58	outros agentes responsáveis por doenças respiratórias alérgicas	14	23,7

6.2. Estrutura de origem da declaração

A repartição dos casos de AP declarados de acordo com a estrutura de origem da declaração é a seguinte (Quadro XII)

Enfermarias hospitalares: 23 doentes (38,9%);

Médicos independentes: 19 doentes (32,2%);

Os grupos de medicina do trabalho (GMT) e a inspeção de medicina do trabalho (IMT): 15 doentes (25,4%).

Quadro XII: Repartição da população estudada por origem da declaração

Origem da declaração	Número de pacientes	Frequência (%)
Serviços hospitalares	23	38,9
Médicos independentes	19	32,2
GMT / IMT	15	25,4
Médicos do trabalho	2	3,3

6.3. Reconhecimento e rejeição

Dos 59 casos de AH notificados, 38 casos foram reconhecidos, ou seja, 64,4%, enquanto 21 casos foram rejeitados. Os motivos da rejeição foram os seguintes (Figura 18):

- Médico em 8 casos (13,5%);
- Administrativa em 10 casos (16,9%);
- Médico e administrativo nos outros 3 casos (5%).

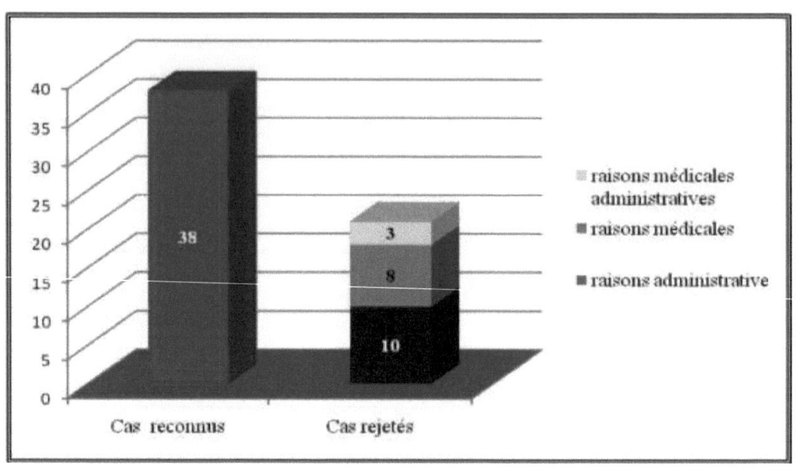

Figura 18: Distribuição da população estudada segundo o reconhecimento ou a rejeição

Principais razões médicas e administrativas invocadas para justificar a rejeição de certos casos declarados:

- Razões médicas :

❖ Ausência de sinais funcionais ou físicos a favor da asma (3 casos),

❖ EFR normal (3 casos) ;

❖ Teste cutâneo positivo para alergénios não ocupacionais (1 caso);

❖ Acidente de trabalho: exposição maciça ao produto (1 caso).

- Razões administrativas

Exceder o prazo de tomada a cargo.

1.4. Reparação

Para além de cobrir os custos das investigações clínicas e para-clínicas, o processo de indemnização inclui uma prestação pecuniária permanente atribuída com base na taxa de incapacidade parcial permanente (IPP) fixada por uma comissão médica especializada do CNAM. A taxa média de IPP atribuída aos doentes indemnizados foi de 24% (figura 19).

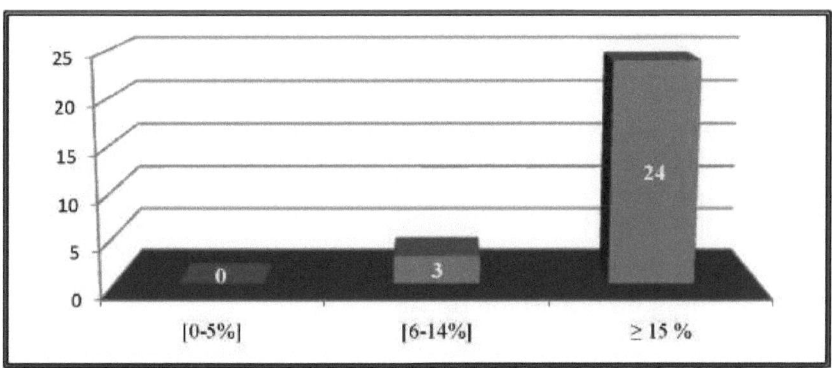

Figura 19: Distribuição dos casos indemnizados de acordo com o nível de deficiência

1.5. Consequências profissionais

Para os casos reconhecidos, o resultado profissional foi o seguinte (Figura 20):
Manutenção do mesmo posto de trabalho: 23 doentes (60,5%).
Despedimentos voluntários: 12 trabalhadores (31,5%).
Transferência de emprego: 3 casos (7,8%).

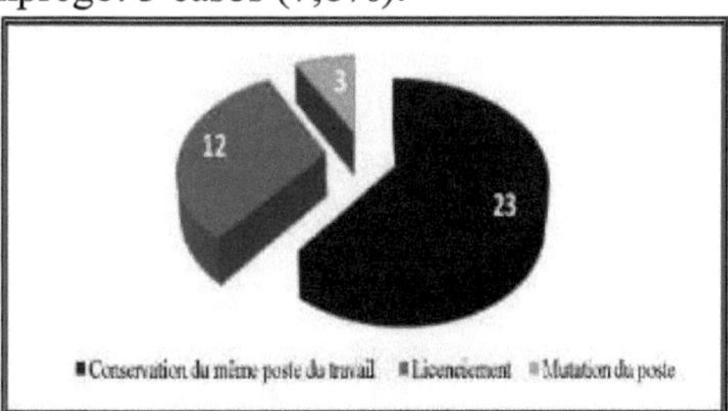

Figura 20: Repartição da população por consequências profissionais

7. Tratamento e desenvolvimento

7.1. Duração do acompanhamento

O tempo médio de seguimento foi de 2 ± 0,4 anos, com extremos que variaram de 4 meses a 15 anos.

7.2. Tratamento

7.2.1. Despejo:

No nosso estudo, 12 dos 38 casos reconhecidos optaram pela cessação voluntária do trabalho e pela evicção total dos alergénios. A duração média dos sintomas antes da expulsão foi de 4,08 anos.

7. 2.2. Tratamento médico :

No nosso estudo, o estado de saúde de 20 doentes exigiu tratamento médico no caso de gene para 5 doentes e tratamento de fundo contínuo combinado com tratamento de resgate para os outros 15. Apesar da prevenção total dos alergénios, o estado de saúde de 10 doentes que optaram por uma paragem total do trabalho ainda necessitava de tratamento farmacológico.

7.3. Evolução

Dez dos doentes (16,9%) que deixaram de trabalhar referiram uma deterioração da sua qualidade de vida devido à deterioração persistente da sua condição respiratória, que limitava as suas actividades diárias, e uma redução do seu rendimento.

8. Estudo analítico

8.1. Preditores da gravidade da AF

Utilizámos a análise univariada para identificar factores preditivos da gravidade da asma, avaliada pelo FEV1. Neste estudo, o único fator significativamente associado à gravidade da doença na nossa coorte foi a presença de uma história de atopia ($p<0,01$) com um índice de correlação $r = 0,523$ (Tabela XIII).

Tabela XIII: *Análise univariada da gravidade da AF de acordo com as variáveis de interesse*

Critérios	**P**
Género	NS
Idade	NS
Origem geográfica	NS
Tempo de exposição	NS
História de atopia	< 0.01
Natureza do agente causador	NS

8.2. Taxa PPI

Houve uma relação significativa entre a taxa de IPP e o VEF1 ($p= 0,06$) com um alto índice de correlação ($r= -0,54$). No entanto, não houve relação significativa com as demais variáveis de interesse (Tabela XIV).

Quadro XIV: *Análise univariada da taxa PPI em função das variáveis de interesse*

de interesse

Critérios	**P**
Género	NS
Idade	NS
Origem geográfica	NS
Duração da exposição ao risco profissional	NS
História de atopia	NS
Natureza do agente	NS

causador	
VEF1	0.06

4 DISCUSSÃO

1. Definição e limitações do nosso estudo

Foram propostas várias definições para caraterizar a AF. Todas elas sublinham o nexo de causalidade entre a asma e o ambiente de trabalho. Assim, a AP foi definida como "uma inflamação das vias respiratórias acompanhada de obstrução brônquica variável e hiperreactividade brônquica não específica induzida pela exposição a um agente presente no ambiente profissional" [6, 7, 8].

Duas formas de AP são geralmente distinguidas com base nas caraterísticas clínicas e nos mecanismos fisiopatológicos envolvidos [1, 8] (Tabela XV):

❖ A AP imunológica (ou "alérgica") caracteriza-se por uma hipersensibilidade brônquica a uma substância profissional, que surge após um período de latência necessário para que os fenómenos de sensibilização imuno-alérgica se instalem. Esta forma de hipersensibilidade pode ser provocada tanto por agentes de elevado peso molecular (HPM) (por exemplo, proteínas) como por agentes de baixo peso molecular (FPM) (por exemplo, produtos químicos).

❖ A AP não imunológica está ligada à toxicidade aguda induzida por uma exposição intensa a substâncias irritantes e não necessita de um período de latência. Esta "síndrome de irritação brônquica" (BIS) foi descrita na literatura anglo-saxónica como "síndrome de disfunção reactiva das vias respiratórias" ou "asma induzida por irritantes".

Quadro XV: Diferentes tipos de asma profissional [8].

	Asma profissional	
	Imunológico	*Não imunológico*
Mecanismo	- Ig E dëpendant (agentes HPM e certos agentes FPM) - desconhecido (a maioria dos agentes FPM)	Toxicidade induzida por uma exposição única ou múltipla a um irritante.
Caraterísticas clínicas	- Período de latência	- Início agudo - Sem período de latência
Diagnóstico	- Teste de provocação brônquica específico	- Tempo entre a exposição e o início dos sintomas.

É de salientar que no nosso estudo apenas incluímos 1 tipo imunológico de AP. O SIB é frequentemente indemnizado como um acidente de trabalho (AT).

2. Epidemiologia descritiva

2.1. Prevalência

2.1.1. Prevalência a nível mundial (Quadro XVI) :

A AP é atualmente a doença respiratória mais comum relacionada com o trabalho [5,9]. De facto, 10-15% da asma em adultos é atribuída à atividade profissional [1,10], e esta percentagem está em constante aumento [11].

No entanto, os inquéritos de prevalência dificultam a obtenção de uma abordagem global porque são estudos pontuais de um número limitado de grupos profissionais específicos [12]. Alguns estudos permitiram estimar a prevalência da AF em determinadas regiões do mundo:

❖ No Japão, em 1980, 15% de toda a asma foi atribuída à exposição profissional [13].

❖ Nos EUA, em 1987, Blanc encontrou uma prevalência de 12.000 casos por milhão de asmáticos [14].

❖ Em 1999, um estudo efectuado com 15637 pessoas com idades compreendidas entre os 20 e os 44 anos, escolhidas aleatoriamente na população geral de 26 regiões de 12 países industrializados (Bélgica, Alemanha, Islândia, Irlanda, Noruega, Suécia, Itália, Espanha, Inglaterra, Austrália, Estados Unidos e Nova Zelândia), encontrou uma prevalência global de AF de 5 a 10%. [15]

As prevalências de PA estudadas dependem de vários factores, nomeadamente da natureza do agente agressor e, para o mesmo agente, da sua concentração no local de trabalho e das condições de manipulação. Assim :

❖ Alguns estudos referem prevalências de AP até 30% em trabalhadores do sector animal, de 5 a 25% no caso de exposição a isocianatos, e até 50% no caso de exposição a sais de platina ou durante o fabrico de produtos de lavandaria (enzimas) [16].

❖ Em 1999, Meyer et al. publicaram dados do registo SWORD (surveillance of work related and occupational respiratory disease) do Reino Unido, mostrando que a colofónia e outros fluxos de soldadura foram responsáveis por 9% dos casos de AP registados no país em 1998. [17]

Tabela XVI: Prevalência de AP de acordo com o agente etiológico (Com base no relatório do Institut national de la sante et de la recherche investigação: INSERM)

Agentes	***Profissão/Setor de atividade***	***Prevalência (%)***	***Referência***
Animais de laboratório	Trabalhadores de laboratório	13	Venables et al. (1988)
Ácaro do grão	Agricultores	12	Cuthbert et al. (1984)
Papaína	Indústria farmacêutica	45	Baur et al. (1982)
Henne	penteado	17.4	Blainey et al. (1986)
Farinha (de trigo, de centeio, de soja)	Padeiros, moleiros	35	Musk et al. (1989)
Pó de grão	Trabalhadores do sector dos	40,47	Chan-Yeung et al

	cereais		(1980)
Látex	Fabricantes de luvas	6	Tarlo et al. (1990)

2.1.2. Na Tunísia (quadro XVII)

O carácter retrospetivo do nosso trabalho explica a subestimação dos casos de AP.

No nosso estudo, verificou-se uma distribuição quase uniforme dos casos notificados ao longo dos anos, com um pico em 2004 (20,4%) e 2006 (16,9%).

Num estudo realizado no centro da Tunísia entre 2000 e 2008 sobre 244 casos de AP, a frequência média anual foi de 16,8% [18].

É difícil fazer uma estimativa global da prevalência da AF na Tunísia, uma vez que a maioria dos estudos efectuados no nosso país são estudos pontuais com metodologias muito diferentes.

Quadro XVII: Exemplos de estudos de AF efectuados na Tunísia [19].

Ano	Autor	Setor - Agente	Força de trabalho	Prevalência (%)
1981	MRIZEK	Moinho de farinha	126	1,6
1982	KLABI	Padaria	60	1,7
1982	KLABI	Marcenaria	400	0,5
1987	NOUAIGUI	Madeira	197	5,7
1987	GHARBI	Têxteis	797	7,8
1987	TURKI	Juta	285	2,1
1992	TAZEGHDENTI	Moinho de farinha	389	0,8
1993	HAJEM	Tabaco	751	1,6
1997	ISST	Têxteis	141	7,1
2001	TRABELSI	Plásticos quentes	129	3,9

No nosso estudo, a origem vegetal foi predominante (47,4% dos casos em comparação com 32,2% para a origem química).

2.2. Incidência

2.2.1. No mundo

Nos últimos 20 anos, foram efectuados numerosos inquéritos para estudar a epidemiologia da AF [10].

No entanto, uma grande falta de conhecimento sobre esta patologia [20] levou à criação de sistemas oficiais de notificação de asma profissional em vários países industrializados [21]:

- No Reino Unido: o Regulamento sobre a Notificação de Lesões, Doenças e Ocorrências Perigosas (RIDDOR) e os Regimes de Lesões Industriais [22].
- Na Bélgica, o Fonds des Maladies Professionnelles (FMP) [23].
- Na Suécia: o Registo Sueco de Doenças Profissionais Declaradas (SRROD)

[24].

❖ Na Nova Zelândia, o Department of Labour Notifiable Occupational Disease System regista as notificações de novos casos de doenças profissionais [25].

❖ Na Finlândia, foi criado um registo pelo Instituto Finlandês de Saúde Ocupacional (FIOH) em 1964 [26].

Para além destes sistemas oficiais, foram criados outros sistemas de notificação voluntária por parte dos médicos. O seu objetivo é proporcionar uma compreensão mais abrangente da incidência da HA.

❖ O sistema SWORD (Surveillance of Work Related and Occupational Respiratory Disease) foi fundado em 1989 em colaboração com a British Thoracic Society (BTS) e a Society of Occupational Medicine (SOM) [27].

❖ O projeto SHIELD foi criado em 1989 na região de West Midlands, no Reino Unido [28].

❖ O programa DE SENSORES (Sentinel Event Notification System for Occupational Risks) foi fundado em 1987 nos Estados Unidos [29].

❖ O sistema PRIOR, criado em 1996 na região do Piemonte, em Itália [30].

❖ Em 1996, a ONAP (1'observation nationale des asthmes professionnels) foi criada em França pela Société de pneumologie de langue frangaise (SPLF) e pela Société Frangaise de Medecine du Travail (SFMT) [31].

Os valores de incidência de AP registados em vários países com sistemas de vigilância voluntários situam-se, na sua maioria, entre 20 e 40 casos/milhão de trabalhadores (Quadro XVIII) [32].

Quadro XVIII: Estimativa da incidência de HA em vários países (programa de declaração voluntária) [10].

País	***Ano***	***Incidência de ΓAP*** (por ano e por milhão de trabalhadores activos)
Grã-Bretanha		
ESPADA	1989-92	22
	1992-93	37
ESCUDO DE PROTECÇÃO	1990-97	41
Estados Unidos(SENSOR) ❖ Michigan	1988-94	29
	1995	27
❖ Califórnia	1993-96	25
Colúmbia Britânica	1991	92
Quebeque	1992-93	42-79
	1997	26
França (ONAP)	1996-99	24
Itália (PRIOR)	1996-97	24
África do Sul (SORDSA)	1997-99	17.,5

2.2.2. Na Tunísia :

Até à data, não foi efectuado qualquer estudo nacional sobre a incidência global da HA na Tunísia.

De acordo com o nosso estudo, a incidência média de AP no sul da Tunísia entre 2002 e 2009 foi de 7,3 casos/ano. Tendo em conta a dimensão da força de trabalho na região de Sfax (100 000 trabalhadores), a incidência desta doença seria de 40/100 000, o que parece ser semelhante às incidências relatadas na literatura, particularmente nos países industrializados.

2.3. Idade

A média de idade da nossa população (42 ± 9,08 anos) é próxima à encontrada na literatura (Tabela XIX):

Tabela XIX: Idade média dos indivíduos com AF de acordo com a literatura

Localização do inquérito	*Ano*	*Idade média em anos*	*Referência*
Bélgica	Entre 2000 e 2002	39,3+/-11	[1]
Alsácia	Entre 2001 e 2002	36+/-11	[32]
Argélia	2004	- 34,5 (madeira) - 36,2 (farinha) - 45 (algodão) - 38,1 (couro)	[33]

2.4. Género

A nossa população de estudo era predominantemente masculina (74,5%). Este facto está de acordo com alguns resultados encontrados na literatura. Por exemplo, a ONAP encontrou uma clara predominância masculina (60,6%) numa população de 3420 casos de AP. Da mesma forma, na Bélgica, de 283 casos de AP notificados entre 2000 e 2002, dois terços dos pacientes (63,9%) eram do sexo masculino [1].

Na Alsácia, por outro lado, E Popin et al encontraram uma ligeira predominância de mulheres entre todos os casos registados pelo ONAP entre 2001 e 2002 [32].

2.5. Categoria profissional (Quadro XX)

No nosso estudo, predominaram os trabalhadores operários (91,5%).

Um estudo-piloto (SENTASM) realizado em 2007-2008 na região Midi-Pyrenees revelou que a prevalência de AF era tendencialmente mais elevada entre os trabalhadores não qualificados do que noutras categorias profissionais (gestores, profissões intelectuais superiores, empregados e trabalhadores qualificados).

Tabela XX: Taxa de incidência (/100000) de HA de acordo com a categoria social
profissional [20]

Categoria profissional	*Tarifas*
Professores e outros	18,7
Profissões intermédias no domínio da saúde e da ação social	16
Funcionários e agentes da função pública	10,5
Empregados comerciais	10,4
Serviços diretos às pessoas	86
Trabalhadores qualificados	162,9
Artesãos qualificados	97,5
Trabalhadores qualificados em manuseamento, armazenamento e transporte	30,2
Trabalhadores industriais não qualificados	42,5
Trabalhadores artesanais não qualificados	53,3

2.6. Setor de atividade

A nossa população está distribuída por 16 sectores de atividade diferentes, liderados pela indústria alimentar (16 casos: 27,1%), seguida da indústria da madeira (7 casos: 11,8%) e da indústria da construção metálica (6 casos: 10,1%).

O estudo realizado no centro tunisino entre 2000 e 2008 constatou que 62,1% dos doentes trabalhavam no sector do vestuário e 12,8% no sector da fiação e dos têxteis, ou seja, a percentagem de trabalhadores diagnosticados com AF [19]. À semelhança da nossa população, alguns autores da Nova Zelândia encontraram uma prevalência particularmente elevada de AP no sector da indústria agroalimentar [16, 34, 35].

Isto também está de acordo com os resultados comunicados pelo ONAP (19,2% das AP declaradas entre 1996 e 2001 provinham dos sectores da panificação e da confeitaria) [20].

A revisão da literatura também mostra que uma percentagem significativa de AF tem sido observada em trabalhadores de limpeza [15, 36, 37,38] (Tabela XXI).

Quadro XXI: Classificação das principais profissões responsáveis pela asma profissional

Asma profissional, com base em quatro programas de controlo (de Kopferschmitt-Kubler et al. 1998) [39].

Profissão	*NAPO (1996-97)*	*Finlândia (1990)*	*SHIELD (1989-91)*	*ESPADA (1989-91)*
Padeiro	1	1	3	4
Profissional de saúde	2	-	-	-
Pintor de automóveis	3	2	1	1
Cabeleireiro	4	-	-	-
Profissões do sector da	5	-	4	6

madeira				
Indústria têxtil	6	-	-	-
Agricultor	-	3	-	-
Soldador	-	4	6	5
Indústria dos plásticos	-	-	2	2
Tratamento químico	-	-	5	3

3. Fisiopatologia

3.1. Factores predisponentes (ou de risco)

3.1.1. Factores de risco individuais

3.1.1.1. Atopia

No nosso estudo, houve apenas um caso de atopia familiar, enquanto que os antecedentes pessoais de atopia foram encontrados em 13 doentes (22%).

A atopia é definida como uma tendência pessoal ou familiar para produzir Ig E específica em resposta a baixas doses de alergénios e para desenvolver manifestações clínicas típicas como asma, rinite, conjuntivite ou eczema [40].

Vários estudos demonstraram que a existência de antecedentes atópicos aumenta o risco de desenvolver AP a agentes ocupacionais de elevado peso molecular [41, 42,43]. No entanto, a atopia não parece favorecer o desenvolvimento de asma alérgica a agentes HMW [44,45].

No entanto, o valor preditivo positivo da atopia é bastante baixo, e não parece haver qualquer justificação ética para recomendar a exclusão sistemática de indivíduos atópicos de profissões expostas [46].

Numa série de 25 funcionários com AF, 22 indivíduos (88%) tinham rinite e asma como antecedentes. Para 17 deles, os sintomas de rinite precederam os sintomas respiratórios [47].

3.1.1.2. Fumar

A intoxicação tabágica não foi estudada na nossa população, dada a natureza retrospetiva deste estudo.

Embora o seu papel na génese da AP não esteja claramente estabelecido [48,49], vários autores consideraram o tabagismo como um fator de risco para a sensibilização a agentes MPF que actuam por um mecanismo dependente de Ig E, favorecendo assim o aparecimento de asma (é o caso dos sais de platina e dos compostos anidridos) [50,51].

Por outro lado, o tabagismo não parece ser um fator que favoreça a asma aos agentes MPF que actuam através de um mecanismo Ig E independente: os não fumadores seriam mesmo mais susceptíveis do que os fumadores à asma ao cedro vermelho ou aos isocianatos [52].

Em 2008, S. Monier et al mostraram que o tabagismo não era um cofator na asma causada por poeiras de madeira [53].

O mecanismo pelo qual o consumo de cigarros pode promover certos tipos de asma não é conhecido, mas pensa-se que esteja relacionado, por um lado, com o aumento da síntese de imunoglobulina E nos fumadores em relação aos agentes HPM e, por outro lado, com o aumento da permeabilidade da mucosa brônquica a potenciais alergénios devido ao efeito irritativo do tabaco na mucosa brônquica [50,54].

Venables et al encontraram uma interação sinérgica entre atopia e tabagismo em trabalhadores de laboratórios de animais [55] e em pessoas expostas ao anidrido tetraclorofálico [51] .

Alguns estudos demonstraram que o tabagismo, mais do que a atopia, é o fator mais importante no desenvolvimento de AP em trabalhadores de laboratórios de animais e refinarias de platina [55,56].

3.1.1.3. Hiperreactividade brônquica não específica:

Esta é uma caraterística essencial, mas não específica, dos asmáticos [57].

Os dados disponíveis não nos permitem afirmar definitivamente que a existência de asma e/ou hiperreactividade brônquica inespecífica aumenta o risco de desenvolver AP [13].

Além disso, a medida em que a HRBNS resulta da exposição ou é um fator predisponente para a AP continua a ser uma questão controversa. Chan-Yeung e Malo sugerem que a HRBNS é o resultado da exposição a aerocontaminantes ocupacionais e não um fator predisponente no desenvolvimento da doença [58]. Estes dois autores demonstraram, num estudo longitudinal, que a AP induzida pelo pó de cedro vermelho ocorreu em trabalhadores que não apresentavam HRBNS antes do início dos sintomas de asma relacionados com o trabalho [59]. No entanto, um estudo recente de uma coorte de aprendizes expostos a animais de laboratório mostrou que o início da AP era significativamente mais frequente em indivíduos com HRBNS antes da exposição aos alergénios agressores [60].

3.1.1.4. Estatuto HLA (Quadro XXII)

Alguns autores descreveram uma relação entre a AP causada por agentes MPF (por exemplo, isocianatos) e certos antigénios HLA de classe II envolvidos na apresentação do antigénio às células imunitárias [61,62].

Os trabalhadores portadores do alelo DQei-0503 na sua tipagem genética HLA de classe II ou das combinações DQei -0201/0301 seriam mais susceptíveis de desenvolver asma atribuível aos isocianatos.

Tabela XXII: Factores genéticos envolvidos na AF [10].

Agente profissional	Número de indivíduos	Gene	Associação (RR)	Referência
Isocianato	28 TPS +	❖ HLA DQB1 *0503 ❖ HLA DQB1*0201/*0301 ❖ HLA DQB1 *0501 ❖ HLA DQA1*0101 e ou *0102	9 ,8 9,5 0,1 0,1	[61]
Isocianato	30 + GST	❖ HLA DQB1 *0503 ❖ HLA DQB1 *0501	2,9 0,1	[63]

Isocianato	67 TPS+	❖ HLA DQB1*0503 ❖ HLA DQA1*0104 ❖ HLA DQB1*0501 ❖ HLA DQA1*0101	ND ND ND ND	[64]
Isocianato	55 (7 TPS +)	* HLA DRB1/DQB1/DQA1	Ausente	[65]
Isocianato	10 GST / PED+ (EM FRANCÊS)	* HLA- DR/DQ	Ausente	[66]
Isocianato	142 (106 TPS+)	❖ HLA - A, B, C ❖ Polimorfismo do TNF a-308	Ausente Ausente	[67]
Anidrido ácido	30 I g E +	* HLA- DR3	6	[68]
Anidrido ácido	52 I g E +	❖ HLA - DQ 5 ❖ HLA- DQB1*0501 ❖ HLA- DR1	4,3 3 3	[69]
Gira-discos	44 CT +.	❖ HLA- DR3 ❖ HLA- DR6	2,3 0,4	[70]
Látex	189 Ig E +	❖ HLA- DQB1*0302 HLA- DRB1*04	ND ND	[71]
Rato (alergénio urinário)	109 Ig E / TC	❖ HLA- DR7 ❖ HLA- DR3	1,8 0,5	[72]
Isocianato	109 TPS/DEP+	❖ GSTM1 nulo ❖ GSTM1 nulo + GSTM3AA	1,8 ND	[73]
Isocianato	109 TPS/DEP+	❖ NAT1 ❖ GSTM1 nulo + NAT1 ❖ GSTM1 nulo + NAT2	2,5 4,5 3,1	[74]
Isocianato	56 TPS +	❖ GSTMP1	0,2	[75]

TPS+ : PA demonstrada por um teste de provocação brônquica específico positivo; DEP + : PA demonstrada pelo registo do pico de fluxo expiratório; TC + teste cutâneo positivo para o alergénio; Ig E + presença de imunoglobulina específica para o agente causal; GSTM glutatião S transferase; NAT : n-acetil transferase.

Outros autores relataram uma associação entre a AF induzida por isocianato e certos genótipos da glutationa S-transferase e da N-acetil transferase, que desempenham um papel vital na proteção das células contra os danos oxidativos [73].

De um modo geral, estas associações são bastante fracas e não permitem atualmente prever a utilização de testes genéticos para a identificação de trabalhadores em risco de desenvolver AP [10].

3.2. Factores ambientais no local de trabalho

De um modo geral, os estudos epidemiológicos mostram que a intensidade da exposição a agentes sensibilizantes é o principal fator de risco sobre o qual se devem concentrar os esforços de prevenção da AP.

Existe uma relação dose-resposta entre a intensidade da exposição e a prevalência de sensibilização imunológica a vários agentes profissionais, como os animais de laboratório [76], as farinhas de cereais [77] e o látex [41].

Embora seja atualmente impossível afirmar a existência de um limiar de exposição abaixo do qual a sensibilização Ig E e a PA não ocorram [10], os dados disponíveis sugerem que o risco é mínimo quando os níveis de exposição são inferiores a 0,5 mg/m3 para pó de farinha, 0,2 Lig/m3 para alergénios de trigo [77], 0,25 ng/m3 para l'a-amilase [78], 0,7 Lig/m3 para alergénios de urina de rato [79] e 0,6 ng/m3 para alergénios de látex natural [80].

O efeito dos factores ambientais continua a ser difícil de avaliar devido ao "efeito do trabalhador saudável", definido como a tendência dos trabalhadores para abandonarem os seus empregos devido à gravidade dos seus sintomas [81].

3.3. Factores etiológicos:

Os agentes mais implicados na produção de PA identificados durante o nosso estudo são os isocianatos e a farinha. Assim, a origem vegetal é caraterística da região de Sidi Bouzid, onde predomina a atividade agrícola, enquanto a origem química predomina na região de Sfax, que é uma cidade industrial.

Uma análise da literatura mostra que existe um grande número de agentes que fornecem AP: J.L MALO [42] estima que existam mais de 250 e J.Ameille [10] quase 300. A sua distribuição varia de país para país, de acordo com os sectores económicos predominantes.

Podem ser subdivididos de acordo com o seu tamanho em agentes de alto e baixo peso molecular (Quadro XXIII), de acordo com o mecanismo imunológico que induzem em agentes dependentes de Ig E e outros independentes de Ig E, e de acordo com o período de latência necessário para o aparecimento de manifestações clínicas em factores que causam asma com ou sem período de latência (Quadro XXIV) [42].

Tabela XXIII: Caraterísticas dos agentes de alto e baixo peso molecular que causam PA [42].

Caraterísticas do agente	Elevado peso molecular	Baixo peso molecular
Tamanho do agente	>5 KD	< 5 KD
Mecanismo imunológico	Ig E	Geralmente desconhecido
Período de latência	Mais tempo	Mais curto

Em França, os resultados são semelhantes aos do nosso estudo e as principais causas de PA são a farinha, os isocianatos, o látex e os persulfatos [3].

Quadro XXIV: Repartição dos factores etiológicos nos agentes da PMH e da PMF

Agentes HPM	Agentes da FPM
❖ Cereais ❖ Faneres e excrementos de animais ❖ Enzimas ❖ Látex ❖ Alimentação e diversos ❖ Molde	❖ Madeira ❖ Isocianatos ❖ Metais ❖ Resinas, tinta, cola ❖ Biocida ❖ Soldadura ❖ Cloramina T ❖ Corantes, corantes

	❖ Persulfatos ❖ Formaldeídos, glutaraldeídos ❖ Metacrilatos ❖ Medicamentos ❖ Amina ❖ Anidrido ácido

❖ .2.1. Substâncias HPM

3.2.1.1.. Enzimas

As enzimas são utilizadas numa vasta gama de indústrias. Se forem manuseadas na forma pulverulenta ou em aerossol, constituem um risco profissional de sensibilização respiratória e, por conseguinte, de aparecimento de PA.

A alfa amilase é uma das enzimas mais classicamente implicadas na asma de padeiro [82].

As outras enzimas produtoras de PA são resumidas no quadro XXV.

Quadro XXV: Enzimas responsáveis pela PA [3,83]

(Lista não exaustiva)

Indústria dos detergentes	Protease (exp alfa amilase) Subtilisina Lipase Celulase
Produção de enzimas e investigação biotecnológica	Celulase Xilanase
Indústria farmacêutica	Tripsina ❖ Quimotripsina ❖ Brombina Celulase Pepsina
Padaria	❖ Alfa amilase ❖ Gluco amilase ❖ Xilanase, ❖ celulase
Outros sectores da indústria alimentar	Alfa-amilase ❖ Xilanase ❖ Celulase ❖ Papaína

3.2.1.2. Alergénios da indústria alimentar

Os trabalhadores da indústria alimentar estão expostos a um número considerável de alergénios responsáveis pela AP, como os produtos de origem marinha [84] e as proteínas do ovo [85].

As reacções respiratórias resultam dos aerossóis gerados durante a limpeza, preparação, cozedura ou secagem dos alimentos [3].

No nosso estudo, o principal agente de origem alimentar implicado foi a farinha (16,9% dos casos).

3.2.1.3. Alergénios na agricultura

A prevalência da asma no meio agrícola situa-se entre 3 e 7,7% [86].

Os alergénios podem ser provenientes de :

- ❖ Vegetais: pólen, bolores, cereais, oleaginosas e proteaginosas, fibras têxteis, plantas diversas, madeira, etc.
- ❖ Animal: alergénios de mamíferos (cavalos, bovinos, suínos...), alergénios de aves e pássaros, alergénios de artrópodes, alergénios de insectos.
- ❖ Químicos: insecticidas, herbicidas, fungicidas, antibióticos, antiparasitários.

❖ .2.2. Substâncias FPM

Os isocianatos, compostos químicos frequentemente utilizados no fabrico de poliuretanos, são a principal causa de PA a agentes químicos [3].

De acordo com os dados do ONAP em França, esta substância, juntamente com a farinha, o látex e os aldeídos de persulfato, é responsável por 50% dos casos de AP [10].

No nosso estudo, os isocianatos foram a principal causa de PA química (16,9% de todos os casos).

Várias actividades industriais envolvem a utilização de isocianatos:

- ❖ Colagem de madeira
- ❖ Envernizamento de móveis
- ❖ Colagem de couro e cerâmica
- ❖ Isolamento elétrico e térmico, vedação de juntas
- ❖ Indústria automóvel (pintura de carroçarias, estofos, assentos, almofadas de automóveis, etc.)
- ❖ Fabrico e utilização de tintas anti-corrosão
- ❖ Espumas de proteção para embalagens
- ❖ Fabrico de pranchas à vela e de barcos de recreio.

No nosso estudo, os isocianatos são utilizados principalmente nas indústrias da construção metálica, da carpintaria e da madeira e espuma.

3.4. Mecanismos patogénicos (Figura 21)

Dependendo da natureza do agente causador, o mecanismo patogénico envolvido é imunológico (dependente ou independente de Ig E) ou não imunológico.

3.4.1. Mecanismo imunológico (ou alérgico)

Este mecanismo é caracterizado por um período de latência necessário para o início da sensibilização imuno-alérgica [8].

3.4.1.1. Mecanismo imunológico, dependente de Ig E

A maioria dos agentes HPM (> 5000 daltons) induz a PA através da produção de anticorpos específicos (Ig E específica) dirigidos contra o agente em questão. Alguns agentes MPF (por exemplo, sais de platina, anidrido trimelítico e outros anidridos ácidos) actuam por um mecanismo semelhante, levando por sua vez à síntese de anticorpos Ig E específicos. Por serem demasiado pequenas, estas substâncias são incapazes de atuar como alergénios por si só e têm de se combinar com uma proteína transportadora para se expressarem como haptenos [87].

A produção de uma resposta imunitária envolve uma série de reacções em cascata [88] :

❖ Ativação dos linfócitos T: o TCR (recetor de células T) reconhece o péptido antigénico ligado a uma molécula MHC (complexo principal de histocompatibilidade) de classe I ou II na superfície das células que apresentam o antigénio "CPA" (macrófagos, células dendríticas e linfócitos B).

❖ A CPA facilita este processo de reconhecimento e, por conseguinte, a ativação
dos linfócitos T (LT), produzindo IL1, que estimula os LT.

❖ Os linfócitos T activos segregam linfocinas que atraem e activam o crescimento e a diferenciação de outros leucócitos (mastócitos, eosinófilos, macrófagos, linfócitos B).

* TH1 segrega IL-2 e interferão-Y (IFN-Y)
* TH2 segrega IL-4 e IL-5.
* TH1 e TH2 secretos IL3 e GM-CSF.

Os mastócitos activos libertam 2 tipos de mediadores

* Os mediadores pré-formados (histamina; leucotrienos C4, D4 e E4; e prostaglandina D2) causam então broncoconstrição precoce.
* Citocinas e moléculas de adesão envolvidas na resposta inflamatória retardada após a cessação da exposição ao alergénio [89].

Ativação de eosinófilos e linfócitos B cuja ação é semelhante à produzida durante a asma alérgica [16]. (eosinófilos: secreção de proteínas citotóxicas e interleucinas, linfócitos B: (diferenciados em plasmócitos) produção de anticorpos específicos Ig E).

Produzida em grandes quantidades, a Ig E específica liga-se a receptores de alta afinidade (Fc) na superfície de mastócitos e basófilos e a receptores de baixa afinidade na superfície de eosinófilos, macrófagos, plaquetas e células epiteliais, estimulando a produção de mediadores inflamatórios.

<u>3.3.I.2 Mecanismo imunológico, independente de Ig E :</u>

A maioria dos agentes MPF, como os isocianatos, o cedro vermelho e os acrilatos, causam uma PA cujas caraterísticas clínicas são semelhantes à PA imunológica dependente de Ig E, mas que não induz sistematicamente a produção de Ig E específica [8,90].

Em alguns doentes, pode ser encontrada Ig E específica. Quando estas imunoglobulinas estão presentes, são provavelmente apenas marcadores de exposição e não a causa da doença [13,87].

O processo inflamatório envolvido é semelhante ao envolvido na PA dependente de Ig E, com a única diferença de que os linfócitos T libertam citocinas capazes de ativar e recrutar outras células inflamatórias, actuando assim como células efectoras através de vias diferentes das da produção de Ig E [87].

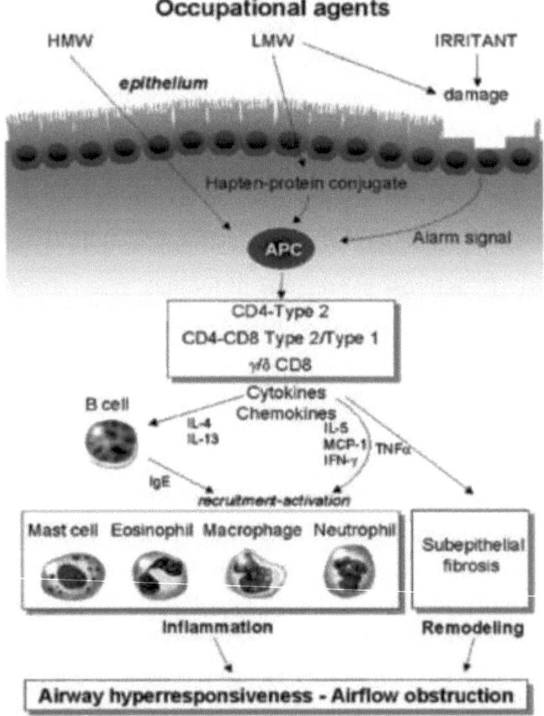

Figura 21: Esquematização dos possíveis mecanismos fisiopatológicos da AP [87].

3.3.2. Mecanismo não imunológico (ou não alérgico)

A PA não imunológica caracteriza-se pela ausência de um período de latência, com início agudo dos sintomas após uma exposição única ou múltipla a doses elevadas do alergénio [8].

O mecanismo fisiopatológico deste tipo de asma não é totalmente compreendido [87]. Alguns autores explicam-no pelo efeito tóxico dos irritantes inalados na membrana mucosa das vias aéreas. Este efeito resulta na perda de factores de relaxamento no epitélio brônquico e na exposição das terminações nervosas, o que desencadeia um processo inflamatório neurogénico. Além disso, esta agressão leva à libertação de mediadores inflamatórios, com possível ativação do sistema não colinérgico não adrenérgico (NANC) e libertação de neuroquininas.

4. Diagnóstico

Existem duas fases no diagnóstico da PA1:

- Fazer um diagnóstico positivo de asma
- Demonstrar a sua origem profissional.

4.1. Afirmar a asma

4.1.1. Estudo clínico

4.1.1.1. Ataques de asma [91,92,93].

Na sua forma típica, a crise de asma desenvolve-se rapidamente, muitas vezes precedida de sintomas prodrómicos (sinais respiratórios: rinorreia, espirros, tosse seca, prurido nasal; problemas de comportamento: irritabilidade, ansiedade; sinais oculares: lacrimejo, conjuntivite, prurido ocular, zumbido ocular, etc.).

Os sinais clínicos incluem dispneia, tosse, aperto no peito e sibilância à auscultação. Diminui após alguns minutos a várias horas, mais rapidamente após a inalação de um mimético de в2. É seguida por uma fase de tosse produtiva, conhecida como "expetoração de Laennec".

A reversibilidade e a variabilidade são dois elementos importantes a ter em conta.

A ausência de um ataque no dia do exame e/ou de estertores sibilantes na auscultação pulmonar não exclui o diagnóstico.

No nosso estudo, 74,5% dos doentes referiram sibilância.

4.1.1.2. Asma com dispneia contínua:

Trata-se de uma forma avançada de asma grave em adultos, que combina dispneia permanente com sibilantes e exacerbações, frequentemente graves. Existe uma obstrução brônquica fixa na EFR [91].

4.1.2. Diagnóstico paraclínico

4.1.2.1. Confirmação de obstrução brônquica reversível

- Espirometria e teste beta 2 mimético

Embora inespecífica, a demonstração de obstrução brônquica reversível é um elemento fundamental no diagnóstico de asma brônquica. A espirometria deve, portanto, fazer parte da avaliação e do acompanhamento de qualquer paciente com suspeita de asma (Figura 23) [91]. Os critérios da ERS (European Respiratory Society) para a obstrução são um rácio FEV1/FVC (rácio de Tiffeneau) inferior a 88% do teórico para os homens e inferior a 89% do teórico para as mulheres [16]. A reversibilidade da obstrução é definida como um aumento do VEF1 de pelo menos 12% (ou 200 ml em valor absoluto) em comparação com a linha de base, após a inalação de um mimético de в2 de ação rápida. No entanto, a ausência de resposta não exclui o diagnóstico e o teste pode então ser repetido após 15 dias de tratamento com glucocorticóides orais (prednisona 0,5 mg/kg/d) [94].

Fora de uma crise, a função respiratória pode ser normal, o que, mais uma vez, não exclui o diagnóstico de asma, cuja caraterística é a variabilidade. [91]

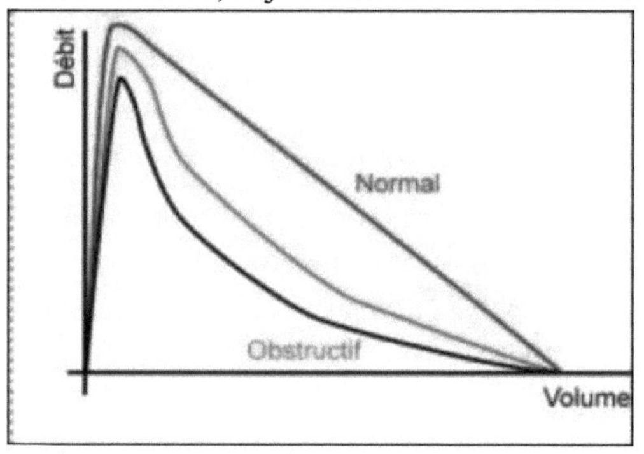

Figura 22: aspeto da curva espirométrica em condições normais e em caso de OVT

A espirometria efectuada em 48 doentes da nossa população mostrou TVO em 66,6% dos casos. Treze desses pacientes com TVO fizeram um teste de reversibilidade com beta 2 mimético, que mostrou TVO reversível em todos os casos.

Os nossos resultados são semelhantes aos encontrados num estudo de todos os casos de AP na Alsácia em 2001-2002: 33% dos casos notificados foram submetidos a espirometria, que revelou OVT em 87% dos casos [32].

Além disso, num estudo realizado no centro tunisino sobre todos os casos de AP registados entre 2000 e 2008, 60,3% de todos os casos submetidos a espirometria tinham uma TVO [18].

❖ Debimetria de última geração :

Quando a espirometria é normal, o diagnóstico de asma pode ser auxiliado pela procura da variabilidade diurna do pico de fluxo expiratório (PFE) [91].

❖ Pesquisa de hiperreactividade brônquica inespecífica (NSAH) :

A hiperresponsividade brônquica não específica é definida como uma obstrução excessiva dos brônquios em resposta a vários estímulos que produzem pouca ou nenhuma resposta em indivíduos normais. É uma caraterística essencial, mas não específica, da asma [57].

Muitos doentes que apresentam uma história clínica sugestiva de asma podem, no entanto, apresentar-se sem sibilância ao exame clínico e ter uma EFR de base normal. Nestes casos, a demonstração de uma HRBNS com metacolina é um argumento diagnóstico adicional. Este teste permite detetar casos hiper-reactivos entre indivíduos dispneicos e tossidores crónicos com um exame clínico e espirométrico normal.

No nosso estudo, a HRBNS foi investigada através de um teste de provocação inespecífico com metacolina em 10 doentes com espirometria basal normal. Este teste foi positivo em 9 deles.

4.1.2.2. Confirmação de um fundo alérgico (ou atópico)

❖ Caraterísticas biológicas da alergia :

No nosso estudo, verificou-se hiper eosinofilia em 3 doentes e um aumento da Ig E total em 11 doentes (18,6%).

❖ Testes cutâneos padrão

Os testes cutâneos (TC) sempre desempenharam um papel importante na alergologia.

Os testes cutâneos (prick test) com uma leitura imediata aos quinze minutos têm uma boa especificidade mas uma sensibilidade inferior à dos testes intradérmicos [96].

No decurso do nosso estudo, 27 doentes foram submetidos a um teste de puntura, que se revelou positivo em 18 doentes (66,6% dos casos).

❖ Exame ORAL

Estudos epidemiológicos demonstraram que a asma e a rinite estão frequentemente associadas em doentes atópicos [97].

No caso de asma brônquica alérgica, deve ser efectuado um exame otorrinolaringológico (incluindo um exame rinoscópico e, eventualmente, uma TAC dos seios paranasais) para procurar rinite e/ou polipose nasal [98,99].

4.2. Afirmar a origem profissional da asma

4.2.1. Questionamento

Numa atualização publicada em 2006, G. Pauli definiu as principais questões úteis a colocar [5]:

Perguntas sobre a sintomatologia:

* Asma (fase, atividade, gravidade...)
* Equivalentes da asma e manifestações atípicas (tosse espasmódica, dispneia...)
* Sintomas associados (rinoconjuntivite, urticária, etc.)
* Sinais clínicos de HRBNS.

Perguntas sobre a cronologia dos sintomas

* Tempo decorrido entre os sintomas e a exposição

* Início dos sintomas em relação ao trabalho.
* Parar e reiniciar o teste
* Melhoria durante as férias
* Atopia, tabagismo, asma pré-existente, exposição acidental anterior.

De acordo com o American College of Chest Physicians (ACCP), 5 perguntas são úteis na abordagem diagnóstica inicial para esclarecer se os sintomas apresentados pelo trabalhador são realmente devidos à exposição profissional: [100] 1) Houve alguma alteração nos procedimentos de trabalho durante o período que precedeu o início dos seus sintomas?

2) Houve alguma exposição profissional invulgar nas últimas 24 horas (uma resposta afirmativa a esta pergunta aponta para "síndrome de irritação brônquica")?

3) Os sintomas de asma são diferentes durante os períodos de ausência do trabalho (férias e feriados)?

4) Os sintomas da rinite alérgica e da conjuntivite agravam-se durante o parto? (uma resposta positiva sugere uma sensibilização específica durante o parto).

5) Existem outros trabalhadores com os mesmos sintomas?

Uma resposta negativa a todas estas perguntas está associada a uma baixa probabilidade de AP. Uma resposta positiva ou mais não é suficiente para o diagnóstico, mas deve conduzir a investigações mais especializadas.

A sensibilidade do interrogatório para o diagnóstico de AP parece ser boa (80 a 93%), mas a sua especificidade é geralmente inferior a 50% (Quadro XXVI) [101].

As limitações do interrogatório estão ligadas a uma série de factores [9] :

Falta de avaliação objetiva dos sintomas (o doente pode exagerar ou, pelo contrário, minimizar as queixas, sintomas atípicos: a tosse que precede a asma não é tida em conta).

Cronologia atípica

Dificuldade em associar os sintomas a um agente etiológico preciso no caso de exposição intermitente.

Para além disso, o valor preditivo positivo de uma história clínica sugestiva é medíocre. De facto, a redução dos sintomas observada durante os períodos de evitamento ocupacional pode também ser observada em doentes com asma não ocupacional. Do mesmo modo, os sintomas destes asmáticos podem ser desencadeados ou agravados pela exposição a uma atividade profissional.

irritantes no local de trabalho [101]. Assim, o interrogatório é mais útil para excluir do que para confirmar o diagnóstico de AF.

Alguns conceitos importantes devem ser clarificados na análise

1) <u>Atraso no aparecimento dos sintomas em relação à data de recrutamento:</u>

"período de latência

No nosso estudo, o tempo médio até ao início dos sintomas foi de 9,33+/- 6,81 anos (111,96+/-81,72). Quatro doentes apresentaram os primeiros sintomas imediatamente após o recrutamento (algumas semanas a alguns meses), o que pode corresponder a uma síndrome de irritação brônquica ou a uma exposição anterior não reconhecida ou negligenciada.

Na AP, o tempo entre o início da exposição e os primeiros sintomas varia de algumas semanas a vários anos [6]. Este atraso favorece o diagnóstico de asma de novo adquirida no local de trabalho [16].

O Vandenplas et al. encontraram num estudo de todos os casos notificados entre 2000 e 2002 na Bélgica um período de latência de 92+/- 108 meses [1], o que está próximo dos nossos resultados.

2) Prazo de consulta

O tempo médio entre o início dos sintomas clínicos e a primeira consulta para a nossa população foi de 4,42+/- 5,02 anos (53,04+/- 60,23 meses), o que é muito semelhante aos resultados encontrados por O Vandenplas et al. num estudo de todos os casos notificados de AP entre 2000 e 2002 na Bélgica (tempo de consulta em meses 44+/- 72 meses) [1].

3) Ritmicidade dos sintomas

A noção de que os sintomas melhoram durante os períodos de ausência do trabalho (licença, férias) e reaparecem quando o trabalho é retomado é um elemento fundamental a ser esclarecido durante a investigação inicial de um AP [100].

O agravamento ou o aparecimento de sintomas de asma no local de trabalho (testes de baixa por doença, melhoria durante a licença) é um bom argumento a favor da origem profissional da asma [16].

No nosso estudo, 25 pacientes (42,3%) apresentavam sintomas associados à exposição ocupacional. No entanto, esta ritmicidade tende a desaparecer com a idade do asmático, com a dispneia a sobrepor-se gradualmente aos períodos de repouso, sendo que a melhoria só ocorre após períodos de repouso cada vez mais prolongados [10].

No nosso estudo, a AP foi diagnosticada em 20 dos 25 doentes que apresentavam uma história clínica sugestiva de AP (sintomas respiratórios funcionais que pioram durante os períodos de trabalho e desaparecem ou melhoram após a expulsão). No entanto, 18 dos 36 doentes cuja história clínica não era sugestiva de AP tinham efetivamente a doença. A sensibilidade da anamnese no nosso estudo foi de 52,6%, enquanto a sua especificidade foi de 76,1%.

Tabela XXVI: Validade da história clínica no diagnóstico da AP [101].

Agente	*Número de indivíduos*	*Número de indivíduos com uma história clínica sugestiva de AP*	*Sensibilidade (%)*	*Especificidade (%)*
Diversos	162	104	87	22
Cedro vermelho	23	-	93	45
Diversos	204	-	80	55
Látex	45	-	87	14
Látex	30	30	89	50

Tabela XXVII: Validade da história clínica no diagnóstico de AP na nossa série

Agente	*Número de indivíduos*	*Número de indivíduos com uma história clínica sugestiva de AP*	*Sensibilidade*	*Especificidade % (%)*
Diversos	59	25	52,6	76,1

4) Sintomas funcionais

* Sintomas torácicos

No nosso estudo, a principal queixa referida pelos doentes foi a pieira (44 doentes; 74,5%), enquanto 13 doentes (22%) apresentavam tosse seca. Quase metade da população (25 doentes, 42,3%) apresentava sintomas múltiplos (dispneia e/ou tosse associada a manifestações atópicas extra-torácicas).

Os nossos resultados corroboram os da literatura. Segundo a qual as principais queixas são sintomas típicos de asma (pieira) ou equivalentes de asma (tosse espasmódica, aperto no peito, sinais clínicos de hiper-reatividade brônquica, como tosse ao fumar, odores fortes, etc.) [16,89].

J. Kongerud et al. demonstraram que a sensibilidade e a especificidade de uma pergunta relativa à presença ou ausência de dispneia no local de trabalho são boas (83%, 79% respetivamente); o mesmo se aplica a uma pergunta relativa à existência ou ausência de tosse (sensibilidade 73%; especificidade 67%).

* Sintomas atópicos associados:

Na nossa população de estudo, 22 doentes (37,2%) desenvolveram manifestações atópicas extra-torácicas após o recrutamento (rinite alérgica: 19 doentes; rinoconjuntivite: 1 doente e eczema alérgico: 3 doentes).

A associação de manifestações alérgicas extra-torácicas (principalmente rinite alérgica, mas também manifestações oculares e cutâneas) com AP é um fenómeno frequentemente descrito na literatura [102]. Estas manifestações atópicas foram atestadas pela presença de Ig E específica ou pela positividade de um teste cutâneo específico [2].

Segundo N Rosenberg, num estudo sobre as alergias respiratórias profissionais provocadas pelo pó da madeira, a taxa de AP associada à rinite foi de 55-70% [103]. Em 1977, Surber registou uma frequência muito elevada de manifestações rino-sinusais (56%) em 96 marceneiros e carpinteiros suíços, dos quais 2,1% sofriam de AP [104].

J-L. Malo et al. mostraram que a prevalência de rinoconjuntivite era maior com AP devido a agentes HPM do que com AP devido a agentes FPM [105].

4.2.2. Inquérito profissional

Em todos os casos de AP estudados na nossa série, foi efectuada uma investigação no local de trabalho por um agente qualificado do CNAM. Este inquérito foi conclusivo em 50 casos e excluiu a suspeita de exposição em 9 doentes. Os dados deste inquérito para os nossos doentes limitaram-se a determinar se houve ou não exposição ao agente etiológico indicado no CMI ou na declaração do local de trabalho.

Esta investigação é um passo essencial no diagnóstico da AP [13]. Deve não só confirmar se o doente está ou não exposto ao agente causador no local de trabalho, mas também :

- ❖ Enumerar todos os produtos manuseados no posto de trabalho e nos postos de trabalho vizinhos.
- ❖ Identificar a forma como estes produtos são utilizados e as condições em que são manuseados (quente ou frio, ambiente fechado, etc.)
- ❖ Especificar se é ou não utilizado equipamento de proteção
- ❖ Se necessário, recolher amostras dos produtos manipulados (que podem ser utilizados como alergénios para os testes de puntura) e determinar as suas concentrações atmosféricas.
- ❖ Obter a ficha de dados de segurança dos produtos utilizados, com a composição química, o impacto na saúde, as instruções de segurança, o metabolismo e os dados toxicológicos.

4.2.3. Diagnóstico paraclínico

4.2.3.1. Investigações funcionais respiratórias (FRI)

* Medição sequencial do PFE e espirometria escalonada:

As variações no registo espirométrico e no PFE induzidas pela exposição profissional são uma ajuda valiosa para atestar a natureza profissional da asma [32,47].

O registo do PFE no trabalho e fora dele, e a medição do VEF1 no início e no fim de um dia de trabalho para detetar flutuações nos valores registados, são frequentemente apresentados como métodos simples e baratos para investigar a AF (Quadro XXVIII) [101].

Alguns autores propuseram a medição do PFE duas vezes por dia [5], enquanto outros recomendam quatro medições por dia, registando simultaneamente os sintomas e os tratamentos [106]. Um estudo de J. Malo et al. mostrou que a especificidade e a sensibilidade de quatro medições do PFE durante um dia de trabalho são semelhantes às da medição do PFE de 2 em 2 horas [107]. Em cada medição, o doente regista o seu PFE 3 vezes seguidas e retém o melhor valor das 3 [95].

De acordo com as recomendações actuais, a medição iterativa do PFE deve ser realizada durante um período mínimo de 4 semanas, incluindo uma semana de interrupção do trabalho [47]. Durante este período, o doente não deve receber qualquer tratamento, exceto miméticos beta-2 de curta duração a pedido. No entanto, se um tratamento foi iniciado antes do período de monitorização, não deve ser modificado durante o período de medição. Por conseguinte, é aconselhável substituir os B2-miméticos de ação prolongada por B2-miméticos de ação curta [6].

Foi demonstrado que o alargamento do período de medição iterativa do PFE (4 semanas versus 2 semanas) melhora a sua sensibilidade e especificidade [108].

A variabilidade intradiária superior a 20 ou 25% sugere fortemente o diagnóstico de PA [13].

No entanto, a medição sequencial do PFE tem algumas desvantagens: [6, 9,13]

- a exposição intermitente ao agente profissional pode ser um fator de erro.
- A monitorização DA DEP não pode identificar formalmente o agente causador em caso de exposição simultânea a vários agentes etiológicos potenciais.
- o registo do PFE no local de trabalho não deve ser efectuado se houver antecedentes de reação asmática grave no local de trabalho.
- certificar-se de que a medição DA profundidade de trabalho é efectuada no posto de trabalho anterior do doente.
- Vieses devidos ao registo pelo próprio doente.
- Não pode ser utilizado por pessoas analfabetas.

Na nossa série, não foi efectuado o registo sequencial do PFE. A espirometria longitudinal (escalonada) foi realizada em 13 pacientes de acordo com o seguinte protocolo:

- Registo espirométrico durante o período de exposição profissional (o doente trabalha nas condições habituais)
- É efectuado um segundo registo após um período de ausência do trabalho que varia entre uma semana e duas semanas.

> A exploração foi considerada positiva se

- O registo inicial é normal e o segundo documenta uma TVO.
- Uma variação no FEV1 > 12% entre os 2 registos.

> A sensibilidade e a especificidade desta investigação no nosso estudo foram boas (83,3% e 100%, respetivamente).

Uma revisão da literatura mostra que a medição sequencial do VEF1 tem boa sensibilidade e especificidade para o diagnóstico de AP, o que apoia os nossos resultados.

Tabela XXVIII: Validade da monitorização do PFE no diagnóstico da AF [101].

Agente	*Número de indivíduos*	*SensibiUte(°%)*	*Especificidade (%)*
Cedro vermelho	23	86	89
Diversos	50	93	70
Cedro vermelho	25	87	90
Diversos	61	81	74
Diversos	74	73	78
Diversos	20	73	100
Diversos	49	35	65

Tabela XXIX: Validade da monitorização do PFE no diagnóstico de AF no nosso estudo

Agente	*Número de indivíduos*	*SensibiUte(°%)*	*Especificidade (%)*
Diversos	59	83,3	100

* Hiper-responsividade brônquica não específica (NSBRH):

Para além do seu valor na contribuição para o diagnóstico positivo de asma, a demonstração de uma alteração na HRBNS após a exposição a agentes ocupacionais incriminatórios pode atestar a ligação entre a asma e o trabalho. A medição da HRBNS em função da atividade laboral é especialmente recomendada em doentes não cooperantes para a realização de um diário de PFE [6]. A HRBNS pode diminuir ou mesmo desaparecer após o afastamento do agente causal e reaparecer ou aumentar novamente após a reexposição [101].

No entanto, a ausência de HRBNS permite excluir, com quase toda a certeza, o diagnóstico de AP se o teste for efectuado imediatamente após a exposição à substância agressora [109]. No entanto, a HRBNS pode estar ausente, e a proporção de casos de AP induzida por isocianato com testes negativos para mediadores colinérgicos varia, dependendo do estudo, de 10 a 20% [6].

É lamentável que a HRBNS de alguns dos nossos doentes só tenha sido medida uma vez em cada caso. Por conseguinte, é impossível determinar o efeito da exposição profissional na reatividade brônquica.

* Teste de provocação brônquica específico

A prova de provocação brônquica específica é considerada pela maioria dos autores como o "padrão ouro" para confirmar ou refutar o diagnóstico de AP [6,9, 110,111].

O princípio deste teste é fazer com que o doente inale doses crescentes da molécula em questão sem atingir um nível irritante. A positividade das provas de provocação brônquica específicas pode ser avaliada por várias técnicas (VEF1, curva fluxo-volume, resistência das vias aéreas) imediatamente após a exposição, de 15 em 15 minutos durante a primeira hora, depois de hora a hora durante 8 horas e em caso de aparecimento de sintomas. A ocorrência de broncoconstrição com uma redução de 20% do VEF1 confirma a nocividade do agente testado [13]. D. Choudat et al. sugeriram que, nos casos em que a variação do VEF1 é inferior a 20%, os resultados devem ser comparados com as variações observadas durante o teste da lactose para evitar resultados falsos negativos [112]. Os broncodilatadores beta-2 adrenérgicos e o brometo de ipatrópio devem ser suspensos 8 horas e a teofilina 48 ou 72 horas antes do teste, embora possam ser mantidos se a variabilidade espirométrica for demasiado grande. Os esteróides inalados cromoglicato de sódio e nedocromil de sódio devem ser mantidos, mas apenas na noite de cada dia de teste, na mesma dose total, para evitar a exacerbação da asma devido à interrupção do tratamento [113].

Este teste encontra principalmente estas indicações:[6]

- No diagnóstico etiológico da PA induzida por novas substâncias.
- No diagnóstico do agente causador em casos de exposição a várias substâncias indutoras de asma.
- Quando outros exames não estão disponíveis (testes cutâneos, ensaios de IgE específica) ou não são interpretáveis (medições iterativas do PFE) ou são inconsistentes.

Este método requer algumas precauções: [8]

- Exclusão de doentes de risco (síndroma obstrutiva grave, problemas cardíacos ou patologias associadas importantes, antecedentes de asma grave, HRBNS grave)
- Realização do teste num ambiente hospitalar, na presença de pessoal formado.

Este método, embora considerado uma referência, tem algumas limitações: [6, 9, 109]

- Possibilidade de falsos negativos (identificação incorrecta do agente causador, exposição a concentrações demasiado baixas e/ou durante um período de tempo demasiado curto, testes efectuados após uma evicção prolongada com perda de sensibilidade ao agente causador).
- Possibilidade de falsos positivos (obstrução brônquica devido à interrupção do tratamento, broncoespasmo induzido por manobras de expiração forçada)
- Custo elevado.

- Difícil de pôr em prática.
- Falta de normalização para a maioria das substâncias responsáveis pela PA
- Contra-indicações: Distúrbio ventilatório obstrutivo grave (FEV1 inferior a 60% do valor previsto) ou asma instável (variações do FEV1 superiores a 12% durante o teste de "controlo").

No nosso estudo, o TPS foi efectuado em 4 doentes (isocianato, madeira IRIKO, farinha). O teste foi positivo em todos os casos e o diagnóstico de AP foi mantido nos quatro casos.

4.2.3.2. Testes imunológicos

O diagnóstico imunológico da PA só tem interesse quando envolve um mecanismo dependente de Ig E [6]. Demonstra a existência de sensibilização à Ig E mediada por testes cutâneos (prick test) ou por medição in vitro de Ig E específica (radio allergosorbent test ou RAST) [109]. Um teste cutâneo positivo e/ou um ensaio de Ig E específica indica sensibilização, mas não prova que os sintomas respiratórios observados estão relacionados com a sensibilização [7].

Os testes imunológicos são úteis principalmente para excluir o diagnóstico de AP, uma vez que o seu valor preditivo negativo é próximo de 100%. No entanto, são de pouca ajuda para confirmar a existência de AP, uma vez que o seu valor preditivo positivo é de 75%.

. Estão comercialmente disponíveis testes imunológicos para as substâncias proteicas HPM mais frequentemente implicadas na AP, tais como cereais, látex natural, enzimas e alergénios de animais de laboratório [109].

* Testes cutâneos específicos (SST) :

Os SCT têm a vantagem de ser um método simples, rápido, económico e completamente inofensivo [114]. Os testes cutâneos por picada são mais sensíveis do que os testes serológicos ELISA [13].

A sua utilização é geralmente simples para os alergénios de origem animal ou vegetal mais frequentemente implicados, como a farinha, o látex e a a-amilase, mas não têm lugar no diagnóstico de AP causada por agentes MPF [101].

De acordo com a literatura, a sensibilidade dos TCS para substâncias proteicas é excelente, enquanto a sua especificidade é bastante variável [109].

No nosso estudo, os resultados encontrados não são muito consistentes com os encontrados na literatura, e a especificidade da TCS é 100% melhor do que a sensibilidade (71,4%) (valor preditivo positivo 100%; valor preditivo negativo 50%).

* Ig E específica

O ensaio da Ig E específica pode ser o único elemento no diagnóstico imunológico da PA, ou pode complementar a investigação já efectuada através de testes cutâneos.

A demonstração de Ig E específica é útil para demonstrar a existência de uma resposta imunológica mediada por Ig E aos agentes da PMH [115].
O ensaio específico de Ig E tem a vantagem de ser um método seguro [6]. Está disponível para a maioria dos alergénios profissionais de HPM, em particular farinha, látex, alfa amilase, enzimas proteolíticas e animais de laboratório. Só é possível para um número muito limitado de alergénios químicos de FPM, como isocianatos, anidridos ácidos ou formaldeído [101].
Alguns autores demonstraram que a concentração de Ig E específica diminui lentamente após a cessação da exposição: Rosemary D. Tee et al. demonstraram que o nível sérico de Ig E específica dirigida contra o isocianato diminui progressivamente a partir do trigésimo dia após a evicção total do alergénio [115].
Beach et al. encontraram uma sensibilidade Ig E específica média de 73,3% e uma especificidade de 79% para os agentes PMH, enquanto a sensibilidade foi de 31% e a especificidade de 89% para os agentes MPF [116].
No nosso estudo, a sensibilidade da Ig E específica foi de 75% e a sensibilidade de 50% (VPP 90%; VPN 25%).
A lista de pneumalergénios para os quais o ensaio específico de Ig E está disponível no nosso centro hospitalar universitário está atualmente limitada a 21 reagentes capazes de detetar a sensibilização a alergénios de plantas, animais e bolores.

5. Estratégia de diagnóstico

A estratégia de diagnóstico da HA envolve três fases (Figura 24):

* Confirmação da existência de asma
* Afirmar a origem profissional da asma
* Identificar a causa.

Segue etapas claramente estruturadas:

1) A primeira fase baseia-se na anamnese: uma história clínica compatível (noção de sintomas sugestivos de asma relacionada com o trabalho) e a exposição a possíveis agentes causais.

Na prática, qualquer asma que se desenvolva num adulto ao mesmo tempo que a exposição profissional a agentes conhecidos como susceptíveis de induzir asma deve levantar a possibilidade de AP.

2) A segunda fase: confirmação da asma por EFR, incluindo testes farmacológicos.

3) A terceira fase: demonstração da sensibilização a um alergénio profissional através de um teste de puntura ou RAST.

4) Quarta etapa: demonstração das variações dos parâmetros funcionais em função das variações da exposição, eventualmente combinada com a

demonstração das variações dos níveis de eosinófilos na expetoração induzida ou em testes específicos de provocação brônquica.

Quando não é possível monitorizar o PFE ou o VEF1 longitudinalmente, ou quando a cooperação do doente é considerada insuficiente, deve ser encorajada a realização de um teste de provocação brônquica específico, particularmente para as substâncias MPF.

O diagnóstico da síndrome ***de irritação brônquica*** (SIB) baseia-se nos seguintes critérios [111].

1) Sem sintomas respiratórios anteriores.
2) Exposição a gases, fumos ou vapores com propriedades irritantes em concentrações elevadas.
3) Os sintomas começam nas 24 horas seguintes à exposição e persistem durante pelo menos 3 meses.
4) Presença de sintomas que lembram a asma, com tosse, dispneia e pieira.
5) Prova objetiva de asma brônquica.
6) Exclusão de qualquer outra doença respiratória

Não foram registados casos de SIB durante o nosso estudo. Isto pode ser explicado pelo facto de esta entidade ter sido notificada como um acidente de trabalho.

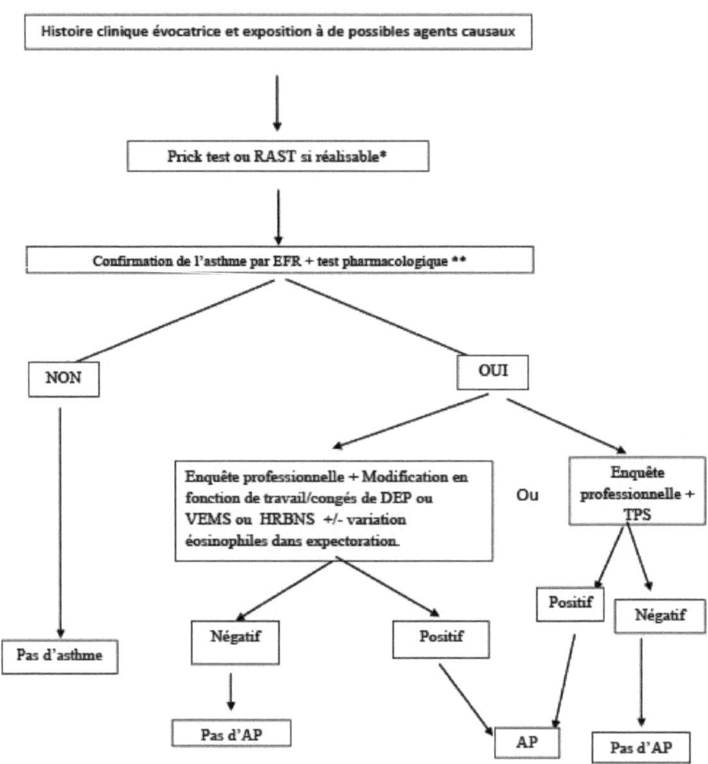

Figura 24: Algoritmo de diagnóstico da PA [101].

*Um teste negativo a um alergénio HPM elimina praticamente a responsabilidade deste alergénio** O teste deve ser efectuado durante um período de atividade profissional.

6. Diagnóstico diferencial

Várias entidades patológicas que ocorrem no local de trabalho podem imitar a asma brônquica. Estas entidades devem ser distinguidas da AP devido ao seu tratamento médico-legal diferente. Estas incluem: [111]

6.1. Asma agravada pelo trabalho:

Trata-se de asma que existe antes da atividade laboral e cujos sintomas se agravam no local de trabalho (ataques de asma mais frequentes ou mais graves e/ou aumento da medicação necessária para conseguir um controlo satisfatório da asma durante os períodos de trabalho) [114].

O teste de provocação brônquica específico é o teste mais discriminatório, sendo positivo na AP e negativo na asma agravada pelo trabalho. A monitorização longitudinal do PFE e o estudo sequencial da contagem de eosinófilos na expetoração induzida representam uma alternativa interessante [7].

6.2. Bronquite eosinofílica

A bronquite eosinofílica apresenta-se com tosse crónica, expetoração, dispneia e, raramente, pieira. Distingue-se da asma pela ausência de OVT e hiperreactividade brônquica [117].

6.3. Bronquiolite

A bronquiolite é uma doença inflamatória dos bronquíolos. Clinicamente, caracteriza-se pelo desenvolvimento de dispneia de esforço e OVT pouco sensível aos broncodilatadores. O diagnóstico formal é então efectuado através da análise histológica de amostras pulmonares cirúrgicas [118].

6.4. Pneumonite de hipersensibilidade

A pneumonite de hipersensibilidade (PHS) é uma granulomatose pulmonar de mecanismo imuno-alérgico devido à inalação crónica de antigénios orgânicos ou químicos, que se encontra principalmente no ambiente profissional [119]. O diagnóstico de PHS baseia-se na demonstração de sinais sistémicos ausentes na asma, na redução da capacidade de difusão (DLCO) com ou sem uma síndrome ventilatória restritiva, em anomalias radiológicas sugestivas, na presença de alveolite linfocítica no LBA e em imagiologia compatível (existência de nódulos com contornos indistintos e/ou opacidades em vidro fosco bilaterais na TC) [111].

6.5. Disfunção das cordas vocais :

Durante os ataques, a disfunção das cordas vocais manifesta-se por tosse, falta de ar e, mais raramente, rouquidão, disfonia, aperto no peito e dificuldade em engolir [120]. O diagnóstico diferencial com a asma, muitas vezes difícil, pode ser feito através da fibroscopia direta ou indireta da laringe ou, melhor ainda, da videolaringoscopia, que revela um encerramento paradoxal das cordas vocais durante o ciclo respiratório dos dois terços anteriores, com abertura persistente de um losango laríngeo posterior [111,120].

7. Apoio

7.1. Cuidados médicos

7.1.1. Eliminação do agente causador

Vários autores demonstraram que a eliminação precoce do alergénio é o único método eficaz para esperar o desaparecimento da doença ou a redução dos sintomas [47, 44, 96,121].

Quanto mais precoce for a evicção e quanto mais moderados forem os sintomas, melhor será a progressão da doença asmática [94].

A evicção precoce é, portanto, essencial, especialmente porque mesmo com um tratamento médico bem administrado, a exposição continuada ao agente incriminador leva a um agravamento progressivo dos sintomas torácicos

funcionais e a uma deterioração da função respiratória [47].
No entanto, mesmo a cessação precoce e total da exposição a aerocontaminantes ocupacionais nem sempre está associada a uma melhoria da asma, podendo os sintomas persistir. Venables *et al.* mostraram que, num seguimento de 6 anos de doentes com AP que já não estavam expostos ao alergénio, 90% mostraram uma melhoria dos seus sintomas, 72% ainda estavam sob medicação e relataram sintomas durante os últimos 3 meses, e 40% a 73% relataram limitações nas suas actividades diárias [121]. Este facto pode ser explicado pela persistência da HRBNS muito tempo após a expulsão [122].
A cessação da exposição é frequentemente conseguida à custa de consequências sociais graves [123, 124,125]. A redução da exposição através da transferência para uma posição menos exposta na mesma empresa, da melhoria das condições de trabalho ou da utilização de equipamento de proteção individual é, por conseguinte, uma alternativa que vale a pena considerar [91].
Doze doentes da nossa série optaram por deixar de trabalhar, em média, 5,6 anos após o início dos primeiros sintomas.

7.1.3. Tratamento farmacológico :

O tratamento médico da AP é frequentemente necessário, mas não deve substituir as medidas preventivas, especialmente o controlo ambiental. Se a exposição não puder ser eliminada, ou se os sintomas persistirem apesar da cessação de todo o contacto com a molécula agressora, devem ser empreendidos esforços terapêuticos para evitar ou minimizar a resposta asmática tardia [13]. Alguns autores afirmam que, mesmo após a remoção dos agentes responsáveis pela AP, o tratamento medicamentoso é muitas vezes ainda necessário [126].
O tratamento farmacológico dos doentes com AP não difere do tratamento da asma em geral [5, 13, 91, 126,127]. Deve ser adaptado à gravidade dos sintomas e baseia-se essencialmente numa combinação de tratamentos com broncodilatadores e corticosteróides [6].
Os medicamentos anti-histamínicos devem ser utilizados da mesma forma que para a asma não relacionada com o trabalho [91].
Um estudo longitudinal de indivíduos que permaneceram expostos ao agente causador da sua doença sugeriu que o tratamento com corticóides inalados e beta-miméticos de ação prolongada poderia evitar a deterioração da função respiratória [128]. No entanto, dois estudos mostram que, se os trabalhadores continuarem expostos ao agente causal, quer seja o cedro vermelho [129] ou vários alergénios de alto e baixo peso molecular [124], o tratamento medicamentoso não impede a deterioração da função pulmonar.
No entanto, outro estudo demonstrou que a adição de corticosteróides inalados à cessação da exposição conduz a uma melhoria modesta mas significativa dos

sintomas da asma, da qualidade de vida e da reatividade brônquica não específica [130]. Os benefícios são maiores se o tratamento for iniciado precocemente após o diagnóstico [91].

No nosso estudo, 20 doentes foram tratados com terapêutica farmacológica. Dez destes doentes, apesar de estarem completamente livres de alergénios, ainda apresentavam sintomas de asma que necessitavam de tratamento de fundo.

7.1.4. Imunoterapia específica

A imunoterapia específica consiste na administração descontínua de doses crescentes de uma vacina contra o alergénio a um doente alérgico, com o objetivo de reduzir os sintomas e as necessidades de medicamentos necessários para controlar a doença durante a exposição subsequente ao alergénio [131].

Existem muito poucos estudos sobre a imunoterapia na HA [132]. Os ensaios mais bem documentados dizem respeito à imunoterapia subcutânea em profissionais de saúde alérgicos ao látex [133] ou à imunoterapia sublingual [134].

Alguns estudos demonstraram alguma eficácia da imunoterapia na asma causada por alergénios da farinha e de animais de laboratório [121].

Recentemente, a dessensibilização ao látex foi realizada em 9 doentes, mas a ocorrência de efeitos sistémicos não permite que este tipo de tratamento seja considerado, pelo menos na sua forma atual, como uma alternativa aos métodos preventivos [133]. De acordo com J.Ameille et al., recomenda-se que a imunoterapia específica não seja utilizada na AP (recomendação de grau B) [91].

7.2. Aspectos médicos e jurídicos

7.2.1. Declaração

7.2.1.1. No mundo

* No Quebeque

A AP é uma doença de declaração obrigatória (MADO). Os médicos têm a obrigação legal de notificar as MADO aos serviços de saúde e sociais [12].

* Nos Estados Unidos :

A AP está incluída na lista de *Eventos Sentinela de Saúde (Ocupacional)* (SHE(O)). Os SHE(O) são doenças relacionadas com o trabalho que indicam a necessidade de melhorar as medidas preventivas para as pessoas expostas [135].

Vários países dispõem de sistemas oficiais de declaração de AP:

* Finlândia: [21,26] o Instituto Finlandês de Saúde Ocupacional (FIOH) criou um registo para avaliar a incidência exacta de AP.
* Alemanha: Todos os médicos têm a obrigação legal de notificar novos casos de HA à caixa de seguro de saúde (Berufsgenossenschaft) [136].
* Bélgica: O Fonds des maladies professionnelles (FMP) é responsável pela

peritagem médica no reconhecimento das doenças profissionais de acordo com um sistema de listas [137].

* Itália: os critérios médico-legais exigidos para o diagnóstico e a declaração de AP baseiam-se no grau de obstrução brônquica na espirometria e na HRBNS e na necessidade de medicação [138].
* Suécia: O Registo Sueco de Doenças Profissionais Comunicadas (SRROD) recolhe todas as comunicações e queixas dos trabalhadores relativas a uma doença profissional [139].
* Na Nova Zelândia: O Sistema de Doenças Profissionais Notificáveis do Departamento do Trabalho recolhe notificações de novos casos de patologia profissional e identifica as substâncias envolvidas [140].

Para além destes sistemas oficiais de notificação de AP, foram criados em vários países outros sistemas baseados na notificação voluntária por parte dos médicos, com o objetivo de obter uma compreensão mais exaustiva da incidência da AP.

* em Inglaterra: o sistema SWORD (Surveillance of Work Related and Occupational Respiratory Disease): fundado em 1989, o seu objetivo é obter um registo global de todos os novos casos de doenças respiratórias profissionais, incluindo a OI [141].
* Na região de West Midlands do Reino Unido: o projeto SHIELD: este sistema recolhe casos de AP comunicados por respirologistas do Midland Thoracic Society Research Group e por médicos do trabalho da região [28].
* Nos Estados Unidos: o programa SENSOR (Sentinel Event Notification) Sistema de Riscos Profissionais): o seu objetivo é reconhecer e identificar os agentes responsáveis pela IO para, numa segunda fase, propor investigações e intervenções preventivas no local de trabalho [29].
* Em Itália: o sistema PRIORITÁRIO foi criado em 1996. Este sistema recolhe todas as identificações de novos casos de HA por centros clínicos que incluem médicos especializados em alergologia, pneumologia e medicina do trabalho [30].
* Em França :

O ONAP foi criado em 1996 pela Societe de pneumologie de langue frangaise (SPLF) e pela Societe frangaise de medecine du travail (SFMT). O seu principal objetivo é determinar, da forma mais exaustiva possível, o número de novos casos de AP [31].

7.2.1.2. Na Tunísia :

Qualquer que seja o sector de atividade, o trabalhador que sofra de uma doença profissional diagnosticada por um médico deve notificar a última entidade patronal através de uma declaração (formulário especial) e de um primeiro certificado médico descritivo (CMI), que informará a Caixa Nacional de Seguro de Doença (CNAM) ou a comissão central do primeiro-ministro (para o sector público) no prazo de cinco dias úteis a contar da data do primeiro diagnóstico da doença.

O empregador deve notificar o CNAM, no prazo de três dias úteis a contar da notificação, e a Inspeção do Trabalho local.

Após ter recebido o parecer do comité de reconhecimento, o CNAM concede então ao doente que recebeu um parecer favorável a cobertura total dos exames médicos e de todos os tipos de exames médicos e tratamentos prescritos. Note-se que o doente não é obrigado a fazer prova da relação entre a sua doença e a sua atividade profissional: beneficia da presunção de imputabilidade e cabe ao CNAM fazer prova do contrário se a natureza profissional da doença for rejeitada [141].

7.2.2. Reparação

7.2.2.1. No mundo

Em França, a asma está inscrita nas tabelas de doenças profissionais, que têm três colunas: a descrição da doença "asma determinada por testes de função respiratória, recidivante em caso de nova exposição ao risco ou confirmada por teste", o período de cobertura da doença (7 dias) e a exposição profissional. Se o agente causador constar de um dos quadros e se os critérios estiverem preenchidos, a asma é reconhecida por presunção de origem. Em contrapartida, se a OE corresponder a uma substância não enumerada nos quadros ou se os critérios não forem preenchidos, o caso é examinado pelo CRRMP (Comite Regional de Reconnaissance des Maladies Professionnelles - Comité Regional de Reconhecimento das Doenças Profissionais), lei de 27.01.1993, n.º 3. Este deve determinar se existe uma relação direta entre a exposição profissional e a asma.

O reconhecimento de uma doença profissional autoriza o tratamento gratuito e prevê um subsídio diário para compensar o salário em caso de ausência do trabalho e, em caso de sequelas, uma taxa de incapacidade parcial permanente (IPP). Infelizmente, a declaração de uma doença profissional expõe frequentemente o trabalhador à perda do emprego [6].

7.2.22. Na Tunísia

A indemnização por asma como doença profissional está prevista nos quadros da lei 94/28. Cerca de vinte tabelas dizem respeito à OA (Tabela XXX). Na nossa série, o pedido foi efectuado ao abrigo das tabelas 33, 36, 42, 44bis, 49, 53, 54, 56, 57 e 58.

Em termos de indemnização, existe uma "escala indicativa das incapacidades permanentes resultantes das sequelas de acidentes de trabalho e de doenças profissionais" que, sob o título do aparelho respiratório, prevê três graus de comprometimento da função respiratória: insuficiência respiratória ligeira, moderada e grave [143].

Os factores utilizados para avaliar o défice são a dispneia, os dados da radiografia do tórax, os dados espirométricos básicos (capacidade vital e relação de Tiffeneau) e os sinais de complicações cardíacas secundárias. Estes critérios de avaliação, que se adequam bem à avaliação da pneumoconiose, não se adaptam à avaliação da asma ocupacional [19].

Quadro XXX: *Agentes responsáveis pela OI e respectivos números de tabela de doenças profissionais*

Número do quadro de doenças profissionais	*Agente etiológico*
4	Cobalto e seus compostos minerais
6	Níquel e seus compostos
7	Crómio e seus compostos
25	Aminas alifáticas e alicíclicas
28	Formaldeído e seus polímeros
29	Furfural e álcool furfurílico
33	Aminas aromáticas e seus derivados
34	Fenil-hidrazina
42	Isocianatos orgânicos
43	Cloreto de vinilo monómero
44bis	Doenças profissionais alérgicas causadas pelas proteínas do látex (ou da borracha natural).
47	Penicilinas e respectivos sais e cefalosporinas
49	Enzimas
52	Macrólidos
53	Poeiras de têxteis vegetais
54	Madeiras e cortiça
56	Cereais e farinhas
57	Outras poeiras vegetais
58	Outros agentes responsáveis por doenças respiratórias alérgicas

Para facilitar o diagnóstico da l'AP, foi implementado um novo guia. Este documento apresenta uma nova abordagem científica para identificar os casos de PA. Os profissionais podem consultar este relatório, apresentado na revista trimestral de informações gerais publicada pelo ISST (Institut de sante et de securite au travail) número 24 de janeiro de 2003, que indica, para cada tipo de asma, os exames a efetuar, o prognóstico a estabelecer e a medicação a utilizar em função do grau de gravidade observado.

8. Consequências médicas, socioeconómicas e profissionais

8.2. Consequências médicas

A evolução do estado respiratório de um indivíduo com AF é muito variável, dependendo de vários factores: [16]

* Terreno :
- Condição atópica inicial
- O tabagismo acrescenta

* O alergénio :
- Nível ou concentração de exposição ou carga alergénica
- O seu carácter omnipresente
- A sua ação irritante
- Tipo de alergénio (alguns, como os isocianatos, causam asma mais grave)

* Exposição concomitante a outros irritantes
* Hora da exposição
* Despejo antecipado

Alguns estudos mostraram que a doença pode progredir para a recuperação se a expulsão for definitiva e real [142].

No entanto, apesar da evicção completa, é reconhecido que um elevado número de doentes com AP tem sintomas a longo prazo [6, 13, 143].

Em média, todos os estudos publicados na literatura apresentam dados idênticos: mais de 50% dos doentes afastados do seu ambiente profissional mantêm os sintomas e a HRBNS. As substâncias mais frequentemente estudadas foram os isocianatos, o cedro vermelho, a colofónia, as proteínas do caranguejo das neves, etc. [144].

Pensa-se que a persistência dos sintomas está ligada à persistência da HRBNS [122].

Os factores que determinam esta evolução pejorativa foram estudados [145]: na maioria dos casos, são

* Doentes com um longo período de exposição aquando do diagnóstico de AP
* Um período prolongado de sintomas
* Clara diminuição dos testes funcionais
* Um HRBNS grave.

Os casos graves são excepcionais, mas foram registados na literatura 10 casos de AP fatal [146].

No decurso do nosso estudo, 12 doentes optaram por deixar de trabalhar (ou por evitar completamente o alergénio) alguns anos após o início dos sintomas (numa média de 5,6 anos). Dez deles relataram uma deterioração da sua qualidade de vida, com sintomas respiratórios persistentes que limitavam a sua atividade física, apesar do tratamento médico bem monitorizado, e uma diminuição do seu rendimento.

8.2. Consequências socioeconómicas e profissionais

Muitas vezes, o despejo não é possível ou é incompleto, o que leva ao despedimento por inaptidão para o trabalho e, quando é possível, à recolocação.

Os doentes recusam-se muitas vezes a deixar de trabalhar, preferindo suportar a sua incapacidade e recusando-se a apresentar um pedido de indemnização por doença profissional (apesar da cobertura da segurança social disponível em França, a indemnização não é suficiente para compensar a perda financeira; quase metade dos doentes perde o emprego e um terço continua exposto ao risco) [6].

O despedimento tem consequências socioeconómicas graves (perda ou redução de rendimentos) [123]. Este foi o caso de 12 doentes da nossa série.

9. Prevenção

9.1. Prevenção primária

A prevenção primária inclui todas as acções destinadas a reduzir o risco de aparecimento de novos casos e, por conseguinte, a reduzir a incidência de uma doença numa população.

No caso da AP, esta prevenção tem várias componentes:

* Evitar que as pessoas com elevado risco de desenvolver asma desenvolvam a sua futura profissão

O valor preditivo da atopia na AP é baixo. Por conseguinte, não há justificação para recomendar que as pessoas com atopia sejam excluídas das profissões de risco (padeiros, trabalhadores de laboratório, etc.), mas sim para promover a informação sobre os riscos e a importância da vigilância médica regular nas pessoas com atopia [147,148].

* Formação e informação dos trabalhadores sobre os riscos e os meios de prevenção [147].

* Prevenção colectiva e individual

Trata-se de todas as medidas técnicas utilizadas para eliminar ou reduzir a exposição a um agente potencialmente sensibilizante:

* Prevenção colectiva: Foram propostas várias acções: substituição do produto ou do componente que causa o risco, trabalho em recipiente ou circuito fechado, automatização dos processos de fabrico, ventilação geral das instalações, aspiração, humidificação das instalações, limpeza frequente das instalações, etc. [147,148].

* Prevenção individual: deve ser complementar da prevenção colectiva. Trata-se essencialmente de uma sensibilização para os dispositivos de proteção respiratória (máscaras filtrantes e isolantes) [147].

9.2. Prevenção secundária

A prevenção secundária, tal como definida pela Organização Mundial de Saúde (OMS), é o conjunto de medidas que visam a deteção precoce de doenças, com o objetivo de as descobrir numa fase em que possam ser tratadas. No âmbito da AP, trata-se de um rastreio seletivo dos grupos de risco, nomeadamente durante o pré-recrutamento e os exames médicos periódicos.

Este rastreio deve incluir um questionário, um exame físico e uma avaliação da função pulmonar [147]. Para os indivíduos expostos a produtos MPF, recomenda-se a utilização combinada do questionário e do teste de reatividade brônquica como forma de detetar indivíduos nas fases iniciais da AP.

9.3. Prevenção terciária

O tratamento médico da AP não é diferente do tratamento da asma alérgica [5].

O melhor tratamento para a AP é o despejo precoce e definitivo.

5 CONCLUSÃO

A asma tornou-se a doença respiratória mais comum relacionada com o trabalho. Além disso, os dados epidemiológicos sugerem que 10% da asma dos adultos pode ser atribuída à atividade profissional.
Esta doença afecta uma população jovem e economicamente ativa, pelo que tem um custo socioeconómico considerável. O impacto desta doença poderia ser consideravelmente minimizado através de medidas preventivas adequadas.
Foi efectuado um estudo descritivo retrospetivo de todos os casos de AP notificados aos serviços regionais do CNAM durante um período de oito anos, de 01/01/2002 a 31/12/2009.
Os objectivos do nosso estudo foram investigar a frequência da AP no sul da Tunísia, estabelecer a sua estratégia de diagnóstico, descrever as caraterísticas epidemiológicas dos indivíduos afectados, os factores etiológicos, em particular os principais ofícios envolvidos, e especificar os aspectos terapêuticos, evolutivos, preventivos e médico-legais da doença.
Para a recolha de dados, consultámos os processos dos pacientes arquivados no serviço de pneumologia, os processos médicos e administrativos dos pacientes declarados para AP (certificado médico inicial (CMI), avaliação para-clínica, etc.) recolhidos nos serviços regionais do CNAM em Sfax, e os dados do inquérito profissional realizado pelo CNAM para todos os casos declarados.
Todos os dados clínicos e para-clínicos foram registados numa folha sinóptica.

- No total, foram recolhidos cinquenta e nove casos de AP no nosso estudo, ou seja, 7,3 casos/ano. Este resultado pode subestimar o número real de casos de AP. Esta subestimação deve-se ao carácter retrospetivo do nosso estudo.
- A nossa população era predominantemente masculina (44 casos ou 74,5%). O rácio entre os sexos é assim estimado em 2,93.
- A idade média dos nossos pacientes é de 42+/- 9 anos.
- Mais de metade dos casos teve origem na cidade de Sfax (54,2% dos casos); a incidência desta doença nesta região está estimada em 40/100 000 trabalhadores.
- A maioria dos doentes notificados (40 doentes) eram trabalhadores manuais empregados por empresas do sector secundário, com as indústrias agroalimentar e têxtil no topo da lista.
- O diagnóstico de AP baseou-se em duas etapas fundamentais: em primeiro lugar, o diagnóstico de asma e, em segundo lugar, a confirmação da sua natureza profissional.

1) Para estabelecer o diagnóstico de asma, foi efectuada uma avaliação que incluiu

> um interrogatório pormenorizado que forneceu os seguintes dados

- A atopia familiar foi registada em apenas um caso, enquanto a atopia pessoal foi encontrada em 13 doentes.

- Os sintomas funcionais eram dominados por pieira (44 casos, 74,5%) e tosse seca crónica (13 casos, 22%).
- Foram encontrados sintomas atópicos associados em 19 doentes.

> O exame somático foi considerado normal em quase metade dos doentes (26 doentes, ou seja, 44%). Além disso, foram observados ruídos sibilantes e roncos em 37,2% e 11,8% dos doentes, respetivamente. Os dados relativos ao exame cutâneo, otorrinológico e oftalmológico não foram detalhados nos nossos ficheiros.

> A avaliação paraclínica inclui :

- Análises biológicas (hemograma e ensaio de IgE total): observou-se hiper-eosinofilia em 7 doentes e IgE total elevada em 11 doentes.
- Uma avaliação radiológica (foi efectuada uma radiografia normal do tórax a todos os doentes e uma radiografia dos seios nasais a 3 doentes)
- Avaliação funcional: a espirometria, cujos relatórios só puderam ser obtidos para 48 doentes, revelou uma síndrome obstrutiva em 32 doentes (doença pulmonar obstrutiva grave em 14 doentes). Procurou-se uma reversibilidade significativa num teste beta-2 mimético, que foi conseguida em 3 dos 48 doentes com OVT. Uma prova de provocação brônquica não específica com metacolina efectuada em 10 doentes com espirometria completamente normal foi positiva em 10 deles.

2) A confirmação do carácter profissional da asma baseou-se em

> Questionar os dados:

- O tempo médio de exposição ao risco profissional foi de 14+/- 7 anos.

- O tempo médio para o aparecimento dos primeiros sintomas em relação à data de recrutamento foi de 9,33 anos +/- 6,8 anos. É de notar que o início dos sintomas foi mais precoce nos indivíduos atópicos do que nos não atópicos.
- A duração média dos sintomas antes da primeira consulta é estimada em 4,42 ± 5 anos, com extremos que variam de alguns meses a 24 anos.
- A sintomatologia relacionada com a exposição profissional, com melhoria dos problemas respiratórios durante os períodos de descanso semanal e/ou férias anuais e agravamento durante os períodos de atividade, foi referida por 25 doentes (42,3%).

> Dados da avaliação paraclínica

- Um ensaio de Ig E específica dirigida contra o agente incriminador. Este teste revelou a presença de imunoglobulina específica dirigida contra metacrilato de metilo (um caso), cereais e farinha (3 casos), látex (2 casos), isocianato (3 casos) e derivados de nitrato de fenol (1 caso).
- Uma espirometria faseada, constituída por uma espirometria no momento da exposição profissional e uma segunda espirometria 7 dias após a expulsão, foi utilizada para confirmar a natureza profissional da asma em 10 doentes, demonstrando uma melhoria da síndrome obstrutiva sem qualquer tratamento.
- Foi efectuado um teste de provocação brônquica específico em 4 doentes. Os alergénios utilizados foram a farinha, a madeira e a humidade.

> Dados do estudo do local de trabalho efectuado por um agente nomeado pelo CNAM. O objetivo deste estudo é determinar a exposição real ao alergénio suspeito através de interrogatório, bem como as condições de trabalho durante a manipulação da substância incriminada e a eventual utilização de equipamento de proteção. No nosso estudo, este inquérito foi efectuado para todos os casos notificados. Confirmou-se a exposição ao agente etiológico suspeito em 50 doentes, ou seja, 84,7% dos casos notificados.

- Os principais agentes causais foram a farinha (10 casos), os isocianatos (10 casos), as poeiras têxteis (5 casos), a madeira e a cortiça (5 casos).
- Uma vez estabelecido o diagnóstico de AP, o médico assistente, em colaboração com o médico do trabalho, procede à declaração. No âmbito do nosso estudo, esta foi efectuada essencialmente em 3 tabelas: tabela nº 42 relativa aos isocianatos; tabela nº 56 relativa aos cereais e farinhas; tabela nº 58: correspondente a outros agentes responsáveis por doenças respiratórias alérgicas.
- Os 59 casos de AP declarados são sistematicamente examinados por uma comissão especializada do CNAM. As consequências jurídicas foram as seguintes

- Reconhecimento como doença profissional em 38 casos

- Rejeição em 21 casos por razões médicas (8 casos), razões administrativas (10 casos), razões médicas e administrativas (3 casos).

- Para os casos reconhecidos, o processo de indemnização inclui, para além da cobertura das despesas de investigação clínica e para-clínica, uma prestação pecuniária permanente atribuída com base na taxa de incapacidade parcial permanente (IPP) fixada por uma comissão médica especializada do CNAM. A taxa média de IPP atribuída aos doentes indemnizados foi de 24%.

- Existem dois aspectos principais no tratamento da AP

- Despejo por despedimento voluntário (12 pacientes) ou transferência de posto de trabalho (3 casos)

- Um tratamento médico para 20 pacientes.

- A AP tem consequências médicas e sociais graves e dez dos doentes (16,9%) que deixaram de trabalhar referem uma deterioração da sua qualidade de vida devido à deterioração persistente do seu estado respiratório, que limita as suas actividades diárias, e uma diminuição dos seus rendimentos.

- A AP é uma das doenças respiratórias profissionais mais comuns, mas é frequentemente subestimada e/ou subnotificada. Dada a potencial gravidade desta doença, dominada pelo risco de insuficiência respiratória crónica e pelas graves consequências socioeconómicas, é essencial otimizar os meios de prevenção, nomeadamente a prevenção primária, e os meios de tratamento, desenvolvendo uma melhor colaboração entre as diferentes autoridades de saúde e segurança no trabalho. colaboração entre as diferentes
o médico do trabalho, o pneumo-alergologista, a seguradora, o trabalhador e a entidade patronal.

6 BIBLIOGRAFIA

1. **Vandenplas O, Larbanois A, Bugli C, Kampeneers E, Nemery B**. Epidemiology of occupational asthma in Belgium (Epidemiologia da asma profissional na Bélgica). Rev Mal Respir 2005; 22: 421-30.
2. **Caldeira RD, Bettiol H, Barbieri M A, Terra-Filho J, Garcia C A, Vianna E A.** Prevalência e fatores de risco para asma relacionada ao trabalho em adultos jovens. Occup Environ Med 2006; 63:694- 99.
3. **Birba E, Donnay C, Pauli G.** Aspectos actuais da asma e rinite ocupacionais. Revue fran^aise d'allergologie et d'immunologie clinique 2003; 43: 401- 07.
4. **Chaari N, Amri C, Khalfallah T, Alaya A, Abdallah B, Harzallah L et al**. Rinite e asma relacionadas com a exposição ao pó de algodão em aprendizes de vestuário. Revue des maladies respiratoirtes 2009 ; 26 :29- 36.
5. **Pauli G, Kopferschmitt-Kubler M-C.** Asthme professionnel strategie diagnostique et prise en charge : Le point de vue du pneumologue. Rev Mal Respir 2006; 23: 89-90.
6. **Kopferschmitt-Kubler M C, Popin E, Pauli G.** Diagnosis and management of occupational asthma. Revue Mal Respir 2008; 25 ; 999-1012.
7. **Ameille.J.** Asma agravada pelo trabalho: trata-se de asma profissional? Revue fran^aise d'allergologie 2009; 49: 122-24.
8. **Vandenplas O, Malo J-L**. Definições e tipos de asma relacionada com o trabalho: uma abordagem nosológica. Eur Respir J 2003; 21: 706- 12.
9. **Pauli G, Bessot J-C, Vervloet D, Ameille J.** Investigations diagnostiques de l'asthme professionnel, necessite et limites (A necessidade e os limites dos testes de diagnóstico da asma profissional). Rev Mal Respir 2002; 19: 289-91.
10. **Ameille J, Larbanois A, Descatha A, Vandenplas O.** Epidemiologia e etiologia da asma profissional. Rev Mal Respir 2006; 26: 726-40.
11. **Moira Chan - Yeung.** Occupational asthma - the past 50 years. Can Respir J 2004; 11: 21-6
12. **Arif AA, Whitehead LW, Delclos GL, Tortolero SR, Lee ES.** Prevalência e factores de risco de asma relacionada com o trabalho por indústria entre os trabalhadores dos Estados Unidos: dados do terceiro inquérito nacional sobre saúde e nutrição (1988-94). *Occup Environ Med* 2002; 59: 505-11
13. **Deschamps F, Deschamps- boulanger S.** Asma ocupacional em 1997. Rev fr Allergol 1997; 37: 3.
14. **Blanc P.** Occupational asthma in a national disability survey. Chest 1987; 92: 613-17.
15. **Kogevinas Manolis, Maria Anto Josep, Sunyer Jordi, Tobias Aurelio, Kromhout Hans, Burney Peter.** Asma ocupacional na Europa e noutras áreas industrializadas: um estudo de base populacional. Lancet 1999; 353 (9166): 1750-4.
16. **Landric M, Demoly P.** Asthmes professionnels (Asma profissional). Revue fran^aise d'allergologie et d'immunologie clinique 2006; 46: 51-5.
17. **Meyer J D, Holt DL, Chery N M, Mc Donald J C.** Surveillance of work- related and occupational respiratory disease in the UK (Vigilância das doenças respiratórias profissionais e relacionadas com o trabalho no Reino Unido). SWORD 98 occupational medicine 1999; 49(8): 485-89.
18. **Dahmoul M.** Asthme professionnel : Epidemiologie, facteurs de risque, aspects medico-legaux de l'AP - Analyse retrospective a propos de 244 cas colliges a la CNAM de la région du centre sur une periode de 9 ans. These medecine Sousse 2008/2009.
19. **Daly L, Nouaigui H, Hammadi M, Rammeh H, Ben laiba M.** L'asthme professionnel. Revue de la sante et securite au travail 2001; 19: 2-20.
20. **Yuriko Iwatsubo, Ellen Imbernon, Emeline Chabault, Jacques Ameille.** Surveillance epidemiologique des asthmes d'origine professionnelle : etude pilote avec l'Observatoire national des asthmes professionnels (Onap). Sante Travail 2007; 1-20.

21. **Kopferschmitt-Kubler, Romier-Borgnat S, Popin E, Port-Wasser C, Bessot J-C, Pauli G.** Les systemes de surveillance de l'asthme professionnel a travers le monde. Rev Fr Allergol immunol Cln 2000; 40: 37480.

22. **Meredith S Nordman H**. Occupational asthma: measures of frequency from four countries. Thorax 1996; 51: 435-40

23. **Thimpont J, Paquier L, Dumortier P, Farr P, De Brouwer C, Strauss P et al**. Les missions du Fonds des Maladies Professionnelles. La sous- déclaration des cancers respiratoires professionnels, en particulier dus a l'amiante. Rev Med Brux. 2009 ; 30 : 318-25.

24. **Diar Bakerly N, Moore V C, Vellore A D, Jaakkola M S, Robertson A S, Burge P S.** Fifteen-year trends in occupational asthma: data from the Shield surveillance scheme. Medicina do Trabalho 2008;58:169-74.

25. **Walls C, Crane J, Gillies J, Wilsher M, Wong C**. Casos de asma ocupacional notificados à SST de 1996 a 1999. New Zealand Med J 1997; 110: 246-9.

26. **Kari Reijula, Tari Haahtela, Timo Klaukka, Jorma Rantanen.** Incidence of Occupational Asthma and Persistent Asthma in Young Adults Has Increased in Finland. Chest 1996;110 : 58-61.

27. **Beckett W S.** The epidemiology of occupational asthma. Eur Respir J 1994; 7: 161-4.

28. **Gannon P F G, Sherwood Burge P.** The SHIELD scheme in the West Midlands Region,Reino Unido. British Journal of Industril Medicine 1993; 50:791-96.

29. **Baker L.** Sentinel Event Notification System for Occupational Risks (Sistema de Notificação de Eventos Sentinela para Riscos Ocupacionais). Jornal Americano de Saúde Pública 1989; 79: 18-20.

30. **Bena A, D'Errico A, Mirabelli D.** Um sistema para a vigilância ativa da asma brônquica ocupacional: resultados de 2 anos de atividade do programa PRIOR. Medicina del Lavoro 1990; 90: 556-71.

31. **Kopferschmitt-Kubler M C, Popin E, Vervloet D, Ameille J, Pauli G.** L'observatoire national des asthmes professionnels (The National Occupational Asthma Registry). Revue fran^aise d'allergologie et d'immunologie clinique 2003; 43: 6-12.

32. **Popin E, Kopferschmitt-Kubler M C, Gonzales M, Brom M, Flesch F, Pauli G.** L'asthme professionnel en Alsace : quelques particularites regionales Resultats de l'intensification locale de l'ONAP en 2001-2002. Rev Mal Respir 2008; 25: 806-13.

33. **Haddar M, Kaced N, Korichi S, Alloula R.** Prevalência da asma profissional: um inquérito aos sectores profissionais. Archives des Maladies Professionnelles et de l'Environnement 2004; 65: 541-50.

34. **Fishwick D, Pearce N, D'Souza W, Lewis S, Town I, Armstrong R et al.** Occupational asthma in New Zealanders: a population based study. Occupational and Environmental Medicine 1997; 54:301-6.

35. **Karjalainen A, Kurppa K, Martikainen R, Karjalainen J, Klaukka T.** Exploration of asthma risk by occupation: extended analysis of an incidence study of the Finnish population. Scand J Work Environ Health 2002; 28:4957.

36. **Nicole Le Moual, Susan M. Kennedy, Francine Kauffmann**. Occupational exposures and asthma in 14,000 adults from the general population. Am J Epidemiol 2004; 160: 1108-16.

37. **Ng TP, Hong CY, Goh LG, Wong ML, Koh KT, Ling SL.** Risk of asthma associated with occupations in a community- based case - control study. Am J Ind Med 1994; 25: 709-18.

38. **Jouni J. K. Jaakkola, Ritva Piipari, Maritta S. Jaakkola.** Occupation and Asthma: A Population-based Incident Case-Control Study (Ocupação e Asma: Um Estudo de Controlo de Casos Incidentes de Base Populacional). American Journal of Epidemiology 2003;

158,981-7.

39. **Kopferschmitt-Kubler MC, Clalastreng-Crinquand A, Romier-Borgnat S, Popin E, Vervloet D.** Observatório Nacional das Asma Profissionais (ONAP): últimos resultados. *Souffle* 1998, 26: 4-6.

40. **Johansson SGO, OB Hourihane J, Bousquet J, Bruijnzeel-Koomen C, Dreborg S, Haahtela T et al.** A revised nomenclature for allergy: An EAACI position statement from the EAACI nomenclature task force Allergy 2001; 56: 813-24.

41. **Denyse Gautrin, Herberto Ghezzo, Claire Infante-Rivard, Jean-Luc Malo.** Incidence and Determinants of Ig E-mediated Sensitization in Apprentices: A Prospective Study [Incidência e Determinantes da Sensibilização Mediada por Ig E em Aprendizes: Um Estudo Prospetivo]. Am J Respir Crit Care Med 2000; 162: 1222- 8.

42. **MALO J L.** O que há de novo na asma profissional? Revue fran^aise d'allergologie et d'immunologie clinique 1996; 36: 955-59.

43. **Lemiere C, Charpin D, Vervloet D.** A atopia é um fator de risco para a asma profissional? Revue des maladies respiratoires 1995; 12: 231-9.

44. **Emil J, Bardana Jr.** Asma ocupacional e distúrbios respiratórios relacionados. Doença um mês 1995; 41: 145-99.

45. **Barnig C, Blay F.** Epidemiologia das alergias respiratórias profissionais. Revue fran^aise d'allergologie 2009; 49: 116-21.

46. **Botham P A, Davies G E, Teasdale E L.** Allergy to laboratory animals: a prospective study of its incidence and of the influence of atopy on its development. British Journal of Industrial Medicine 1987; 44: 627-32.

47. **Mark S, Dykewicz MD, Winston-Salem NC.** Asma ocupacional: conceitos actuais sobre patogénese, diagnóstico e gestão. J Allergy Clin Immunol 2009; 123: 519-28.

48. **Gianna Moscato, Olivier Vandenplas, Roy Gerth Van Wijk, Jean-Luc Malo, Luca Perfetti.** Documento de posição da EAACI sobre rinite ocupacional. Respiratory Research 2009; 10: 1-20.

49. **Siracusa A, Marabini A, Folletti I, Moscato G.** Tabagismo e asma ocupacional. Clinical and Experimental Allergy 2006; 36: 577- 84.

50. **Katherine M Venables, Michael B Dally, Andrew J Nunn, Jane F Stevens, Richard Stephens, Neil Farrer et al.** Tabagismo e alergia ocupacional em trabalhadores de uma refinaria de platina. British Medical Journal 1989; 299: 939-42.

51. **Venables K M, Topping M D, Howe W, Luczynska C M, Hawkins R, Newman Taylor A J.** Interação do tabagismo e da atopia na produção de anticorpos IgE específicos contra um conjugado de proteínas hapteno. British Medical Journal 1985; 290: 201-4.

52. **Moira Chan-Yeung.** Asma ocupacional. Environ Health Perspect 1995; 6: 249-52

53. **Monier S, Hemery M L, Demoly P, Dhivert-Donnadieu H.** Asma ocupacional ao pó de madeira. Revue fran^aise d'allergologie et d'immunologie clinique 2008; 48: 31-4.

54. **Zetterstrom O, Nordvall S L, Bjorksten B, Ahlstedt S, Stelander M.** Increased IgE antibody responses in rats exposed to tobacco smoke. Journal of allergy and clinical immunology 1985; 75: 594-8.

55. **Katherine M Venables, Upton J L, Rosemarie Hawkins E, Rosemary D Tee, Joan L Longbottom, Newman Taylor A J.** Fumar. Atopia e alergia a animais de laboratório. British Journal of Industrial Medicine 1988; 45: 66771.

56. **Calverley A E, Rees D, Dowdeswell R J, Linnett P J, Kielkowski D.** Platinum salt sensitivity in refinery workers: incidence and effects of smoking and exposure (Sensibilidade ao sal de platina em trabalhadores de refinarias: incidência e efeitos do tabagismo e da exposição). Occupational and Environmental Medicine 1995; 52: 661-6.

57. **Bricard C, Floret E, Delecluse P, Boury E.** Hiperreactividade brônquica não específica e teste de provocação com metacolina. Lyon Pharmaceutique 2001; 52: 166-81.

58. **Gautrin D.** Epidemiologia, factores de risco e diagnóstico da asma profissional. Revue fran^aise d'allergologie et d'immunologie clinique1998; 38: 132- 40.
59. **Moira Chan-Yeung, Desjardins A.** Hiper-responsividade brônquica e nível de exposição na asma ocupacional devida ao cedro vermelho ocidental (Thuja plicata): observações em série antes e depois do desenvolvimento dos sintomas. The American review of respiratory disease 1992; 146: 1606-9.
60. **Denyse Gautrin, Claire Infante-Rivard, Herberto Ghezzo, Jean-Luc Malo.** Incidence and Host Determinants of Probable Occupational Asthma in Apprentices Exposed to laboratory Animals. American journal of respiratory and critical care medicine 2001; 163: 899- 904.
61. **Bignon J S, Aron Y, Ju L Y, Kopferschmitt M C, Garnier R, Mapp C et al**. HLA class II alleles in isocyanate-induced asthma. American Journal of Respiratory and Critical Care Medicine 1994; 149: 71-5.
62. **Horne C, Quintana P J E, Keown P A, Dimich-Ward H, Chan-Yeung M.** Distribuição dos alelos DRB1 e DQB1 HLA classe II na asma ocupacional devida ao cedro vermelho ocidental. European Respiratory Journal 2000; 15: 911-4.
63. **Balboni A, Baricordi O R, Fabbri L M, Gandini E, Ciaccia A, Mapp C E**. Associação entre asma induzida por diisocianato de tolueno e marcadores DQB1: um possível papel para o ácido aspártico na posição 57. European Respiratory Journal 1996; 9 : 207-10.
64. **Mapp Beghe, Balboni Zamorani, Padoan Jovine, Baricordi Fabbri.** Associação entre os genes HLA e a suscetibilidade à asma induzida por diisocianato de tolueno. Clinical and Experimental Allergy 2000; 30 : 651-6.
65. **Hans-Peter Rihs, Tirze Barbalho-Krolls, Hermann Huber, Xaver Baur**. Não há provas da influência dos alelos HLA de classe II na asma induzida por isocianato. American Journal of Industrial Medicine 1997; 32: 522-7.
66. **Jonathan A. Bernstein, Jennifer Munson, Zana L. Lummus, Kamaia Balakrishnan, George Leikauf.** Expressão do segmento do gene do recetor de células T Vl3 na asma ocupacional induzida por diisocianato. The Journal of Allergy and Clinical Immunology 1997; 99: 245 50.
67. **Beghe B, Padoan M, Moss CT, Barton SJ, Holloway JW, Holgate ST et al**. Ausência de associação entre os genes HLA de classe I e o polimorfismo TNF alfa-308 na asma induzida por diisocianato de tolueno. Allergy 2004; 59: 614.
68. **Young RP, Barker RD, Pile KD, Cookson WO, Taylor AJ.** The association of HLA-DR3 with specific IgE to inhaled acid anhydrides. Am J Respir Crit Care Med 1995; 151: 219-221.
69. **Jones M G, Nielsen J, Welch, Harris, Welinder, Bensryd I et al.** Association of HLA-DQ5 and HLA-DR1 with sensitization to organic acid anhydrides. Clinical and Experimental Allergy 2004; 34: 812-6.
70. **Anthony J. Newman Taylor, Paul Cullinan, Penny A Lympany, Jessica M Harris, Robert J. Dowdeswell.** Interação entre o fenótipo HLA e a intensidade da exposição na sensibilização a sais de platina complexos. American Journal of Respiratory and Critical Care Medicine 1999; 160: 435-8.
71. **Hans-Peter Rihs, Zhiping Chen, Franziska Ruëff, Reinhold Cremer, Monika Raulf-Heimsoth, Xaver Baur et al.** O HLA-DQ8 e o haplótipo HLA-DQ8- DR4 estão positivamente associados à resposta imunitária IgE específica da heveína em profissionais de saúde com alergia ao látex. The Journal of Allergy and Clinical Immunology 2002; 110: 507-14.
72. **Hayley Jeal, Adrian Draper, Meinir Jones, Jessica Harris, Ken Welsh, Anthony Newman Taylor et al.** Associações HLA com sensibilização ocupacional a alergénios de lipocalina de rato: Um modelo para outras alergias animais? The Journal of Allergy and Clinical Immunology 2003; 111: 795-9.

73. **Piirila Paivi, Wikman Harriet, Luukkonen Ritva, Kaaria Katja, Rosenberg Christina, Nordman Henrik et al.** Glutathione S-transferase genotypes and allergic responses to diisocyanate exposure. Pharmacogenetics 2001; 11: 437-45.

74. **Wikman H, Piirila P, Rosenberg C, Luukkonen R, Kaaria K, Nordman H et al.** N-Acetyltransferase genotypes as modifiers of diisocyanate exposure- associated asthma risk. Pharmacogenetics 2002; 12: 227-33.

75. **Cristina E Mapp, Anthony A Fryer, Nicoletta De Marzo, Valeria Pozzato, Michele Padoan, Piera Boschetto et al.** Glutathione S-transferase GSTP1 is a susceptibility gene for occupational asthma induced by isocyanates. The Journal of Allergy and Clinical Immunology 2002; 109: 867-72.

76. **A Hollander, D Heederik, G Doekes.** Respiratory allergy to rats: exposureresponse relationships in laboratory animal workers (Alergia respiratória a ratos: relações exposição-resposta em trabalhadores de animais de laboratório). American Journal of Respiratory and Critical Care Medicine 1997; 155: 562-7.

77. **Remko Houba, Dick Heederik, Gert Doekes.** Wheat Sensitization and Work-related Symptoms in the Baking Industry Are Preventable An Epidemiologic Study (Sensibilização ao trigo e sintomas relacionados com o trabalho na indústria de panificação são evitáveis). American journal of respiratory and critical care medicine 1998; 158: 1499-503.

78. **Houba R, Heederik DJ, Doekes G, Van Run PE.** Relação exposição-sensibilização para alergénios de alfa-amilase na indústria de panificação. American Journal of Respiratory and Critical Care Medicine 1996; 154: 130-6.

79. **Cullinan P, Lowson D, Nieuwenhuijsen MJ, Gordon S, Tee RD, Venables KM et al.** Sintomas relacionados com o trabalho, sensibilização e exposição estimada em trabalhadores não expostos anteriormente a ratos de laboratório. Occupational and Environmental Medicine 1994; 51: 589-92.

80. **Baur X, Chen Z, Allmers H.** Can a threshold limit value for natural rubber latex airborne allergens be defined. J Allergy Clin Immunol 1998; 101: 24-7.

81. **C.-Y. Li, E-C. Sung.** A review of the healthy worker effect in occupational epidemiology (Uma revisão do efeito do trabalhador saudável na epidemiologia ocupacional). Occup. Med 1999; 49: 225-9.

82. **Elms J, Fishwick D, Walker J, Rawbone R, Jeffrey P, Griffin P et al.** Prevalência de sensibilização à celulase e à xilanase em trabalhadores do sector da panificação. Occup Environ Med 2003; 60:802-4.

83. Asma profissional induzida por enzimas. INRS document pour le medecin du travail 2007; 112 ; 553-64.

84. **Jeebhay M F, Robins T G, Lehrer S B, Lopata A L.** Occupational seafood allergy: a review. Occup Environ Med 2001; 58: 553-62.

85. **Boeniger MF, Lummus ZL, Biagini RE, Bernstein DI, Swanson MC, Reed C et al.** Exposição a aeroalergénios proteicos em instalações de transformação de ovos. Appl Occup Environ Hyg 2001 ; 16 : 660-70.

86. **Bessot J C, Blaumeiser M, Kopferschmitt M, Pauli G.** L'asthme professionnel en milieu agricole = Asma profissional num meio agrícola. Revue des maladies respiratoires 1996; 13: 205-16.

87. **Cristina E. Mapp, Piera Boschetto, Piero Maestrelli, Leonardo M. Fabbri.** Asma ocupacional. American Journal of Respiratory and Critical Care Medicine 2005; 172: 280-350.

88. **Mapp C E, Saetta M, Maestrelli P, Di Stefano A, Chitano P, Boschetto P et al.** Mechanisms and pathology of occupational asthma. Eur Respir J 1994; 7: 544-54.

89. **Lynda J Lombardo, John R. Balmes.** Occupational Asthma: A Review. Environmental Health Perspectives 2000; 108: 697-704.

90. **Sastre J, Vandenplas O, Park H S.** Patogénese da asma ocupacional. Eur Respir J 2003; 22: 364-73.

91. **Taille C.** Asma no adulto: diagnóstico e tratamento (exceto asma aguda). EMC-Medecine 2004; 1: 141-50.

92. **Marguet D, Michelet I, Couderc L, Lubrano M.** La crise d'asthme aiguë en pediatrie. Archives de Pediatrie 2009; 16: 505-7.

93. **Brimont G, Ricard-Selva C, Caubet Y, Moisan V, Dutau G.** Les prodromes de l'asthme: les identifier et mieux les utiliser. Rev Fr Allergol 1991; 31: 231-34.

94. Guidelines for the Diagnosis and Management of Asthma (Diretrizes para o diagnóstico e tratamento da asma). National Heart, Lung, and Blood Institute National Asthma Education Prevention Program. Relatório completo 2007. 1-440.

95. Uma chamada de atenção para o pico de fluxo expiratório. Revue des maladies respiratoires 2005; 22: 85-6.

96. **Quanjer P H, Lebowitz M D, Gregg I, Miller M R, Pedersen O F.** Peak expiratory flow: conclusions and recommendations of a Working Party of the European Respiratory Society . Eur Respir J 1997; 10: 2-8.

97. A asma. Revue des Maladies Respiratoires 2002; 19: 25-9.

98. **Watelet J -B.** Rinite e asma: uma via aérea, uma doença? Revue fran^aise d'allergologie et d'immunologie Clinique 2008; 48: 17-8.

99. **Rosenberg N.** Asma ocupacional causada por colofónia. Documents pour le medecin du Travail 2003; 94: 195-200.

100. **Susan M. Tarlo, Gary M. Liss, Paul D, Blanc.** Como diagnosticar e tratar a asma relacionada com o trabalho. Mensagens-chave para a prática clínica da Declaração de Consenso do American College of Chest Physicians. Archives de Pologne medecine interne 2009; 119: 660-6

101. **Ameille J, Choudat D, Pairon J C, Pauli G, Perdrix A, Vandenplas O.** Quais são as interações entre a asma alérgica e o ambiente profissional? Revue des maladies respiratoires 2007; 24: 52-67.

102. **Mairesse M, Ledent C.** Asthme et rhinite d'origine professionnelle cause par le sene ; Asma e rinite ocupacionais causadas pelo senna. Revue fran^aise d'allergologie et d'immunologie clinique 2007; 47: 371-2.

103. **Rosenberg N.** Alergias respiratórias ocupacionais causadas por pó de madeira. Doc Med Travail 2003; 96: 501-10.

104. **Surber R, Guberan M, Girard J P.** Allergies respiratoires aux poussières de bois, Cas cliniques et études epidemiologiques. Revue fran^aise Allergologie 1977; 17: 193-8.

105. **Malo J L, Lemiere C, Desjardins A, Cartier A.** Prevalência e intensidade da rinoconjuntivite em indivíduos com asma ocupacional. European Respiratory Journal 1997; 10: 1513-15.

106. **Moscato G, Godnic-Cvar J, Maestrelli P, Malo JL, Burge PS, Coifman R.** Subcomité de Asma Ocupacional da Academia Europeia de Alergia e Imunologia Clínica. Statement on self-monitoring of peak expiratory flows in the investigation of occupational asthma (Declaração sobre a auto-monitorização dos picos de fluxo expiratório na investigação da asma profissional). Eur Respir J 1995; 8: 160510.

107. **Jean-Luc Malo, Johanne Cote, André Cartier, Louis-Philippe Boulet, Jocelyne L'Archeveque, Moira Chan-Yeung.** Quantas vezes por dia devem ser avaliadas as taxas de pico de fluxo expiratório quando se investiga a asma ocupacional? Thorax 1993; 48: 1211-7.

108. **Anees W, P.F. Gannon P F, Huggins V, Pantin C F A, Burge P S.** Effect of peak expiratory flow data quantity on diagnostic sensitivity and specificity in occupational asthma. Eur Respir J 2004; 23: 730- 4.

109. **Vandemplas O, Larbanois A, Delwiche J P.** Diagnostic approaches to occupational asthma. Rev Mal Respir 2002; *19:* 334-40.

110. **Cartier A, Malo J L.** Investigation and outcome of occupational asthma. Rev fr Allergol 1985; 25: 171-79.

111. **Ramon Orriols Martinez, Khalil Abu Shams, Enrique Alday Figueroa, Maria Jesus Cruz Carmona, Juan Bautista Galdiz Iturri, Isabel Isidro Montes et al.** Guidelines for Occupational Asthma. Arch Bronconeumol 2006; 42: 457-74.

112. **Choudat D, Martin J C, Fabries J F, Villette C, Dessanges J F.** Test de provocation bronchique specifique avec aerosols solides. Quantificação dos resultados. Revue des Maladies Respiratoires 2001; 18: 157-162.

113. **Vandenplas O, Malo JL.** Desafios inalatórios com agentes causadores de asma profissional. *Eur Respir J* 1997, 10: 2612-29.

114. **Olivier Vandenplas, Frangoise Binard-Van Cangh, Andre Brumagne, Jean-Marie Caroyer, Joel Thimpont, Carine Sohy et al.** Asma ocupacional em trabalhadores sintomáticos expostos ao látex de borracha natural: Avaliação do procedimento de diagnóstico. J Allergy Clin Immunol 2001; 107:542-7.

115. **Tee RD, Cullinan P, Welch J, Burge PS, Newman-Taylor AJ.** IgE específica para isocianatos: um papel de diagnóstico útil na asma ocupacional. J Allergy Clin Immunol 1998; 101: 709-15.

116. **Jeremy Beach, MBBS, Kelly Russell, Sandra Blitz, Nicola Hooton, Carol Spooner et al.** A Systematic Review of the Diagnosis of Occupational Asthma. Chest 2007; 131; 569-78.

117. **V. Cottin.** Bronquite a eosinófilos Bronquite eosinofílica. Revue fran^aise d'allergologie et d'immunologie clinique 2008; 48: 196-200.

118. **Fournier M, Couvelard A, Mal H, Groussard O.** Constrictive bronchiolitis in adults outside the context of transplantation. Revue des Maladies Respiratoires 2006; 23: 657-66.

119. **Thaon I, Reboux G, Moulonguet S, Dalphin J C.** Les pneumopathies d'hypersensibilite en milieu professionnel Occupational hypersensitivity pneumonitis. Revue des Maladies Respiratoires 2006; 23: 705-25.

120. **Bodenes A, Andre M, Dewitte J D, Quiot J J, Potard G, Mialon P et al.** Disfunção das cordas vocais de origem profissional. Archives des Maladies Professionnelles et de l'Environnement 2002; 63: 87-90.

121. **Coppieters Y, Nemery B, Piette D.** Étude bibliographique de l'efficacite des actions de prévention de l'asthme professionnel. Sante publique 2003; 15: 423-35.

122. **Padoan M, Pozzato V, Simoni M, Zedda L, Milan G, Bononi I et al.** Longterm follow-up of toluene diisocyanate-induced asthma. European Respiratory Journal 2003; 21: 637-40.

123. **Vandenplas O, Toren K, Blanc P D.** Health and socioeconomic impact of work-related asthma. Eur Respir J 2003; 22: 689-97.

124. **Gianna Moscato, Antonio Dellabianca, Luca Perfetti, Barbara Brame, Eugenia Galdi, Rosanna Niniano et al.** Occupational Asthma: A Longitudinal Study on the Clinical and Socioeconomic Outcome After diagnosis. Chest 1999; 115: 249-56.

125. **Larbanois A, Jamart J, Delwiche J P, Vandenplas O.** Socioeconomic outcome of subjects experiencing asthma symptoms at work. Eur Respir J 2002; 19: 1107-13.

126. **Pauli G, Gonzalez M, Bessot J C.** Asma profissional: que tratamento de fundo, que prevenção? Haverá lugar para a dessensibilização? Archives des maladies professionnelles et de medecine du travail 2002; 63: 638-43.

127. **Jeremy Beach, Brian H Rowe, Sandra Blitz, Ellen Crumley, Nicola Hooton, Kelly Russell et al.** Diagnosis and Management of Work-Related Asthma. Evidence Report Technology Assessment 2005; 129: 1-8.

128. **Alessandra Marabini, Andrea Siracusa, Roberta Stopponi, Cinzia Tacconi,**

Giuseppe Abbritti. Outcome of Occupational Asthma in Patients with Continuous Exposure: A 3-Year Longitudinal Study During Pharmacologic Treatment [Resultados da Asma Ocupacional em Pacientes com Exposição Contínua: Um Estudo Longitudinal de 3 Anos Durante o Tratamento Farmacológico]. Chest 2003; 124: 2372-6.

129. **A Marabini, H Dimich-Ward, S Y Kwan, S M Kennedy, N Waxler-Morrison, M Chan-Yeung.** Caraterísticas clínicas e socioeconómicas de indivíduos com asma de cedro vermelho. Um estudo de acompanhamento. Chest 1993; 104: 821-4.

130. **Malo J L, Cartier A, Cote J, Milot J, Leblanc C, Paquette L et al.** Influência dos esteróides inalados na recuperação da asma ocupacional após a cessação da exposição: um estudo cruzado em dupla ocultação de 18 meses. Am. J. Respir. Crit. Care Med 1996; 153: 953-60.

131. **M. Ndiaye, J. Bousquet, H. Dhivert-Donnadieu, P. Godard, P. Demoly.** L'immunotherapie specifique dans la rhinite allergique et l'asthme: quand et comment l'instituer puis l'arreter? Rev Fr Allergol Immunol Clin 2002; 42: 324-9.

132. **Sastre Joaquin, Quirce Santiago.** Imunoterapia: uma opção no tratamento da asma ocupacional? Current Opinion in Allergy & Clinical Immunology: 2006; 6: 96-100.

133. **Joaquin Sastre, Mar Fernandez-Nieto, Pilar Rico, Santiago Martin, Domingo Barber, Javier Cuesta et al.** Imunoterapia específica com um extrato de látex normalizado em trabalhadores alérgicos: Um estudo em dupla ocultação, controlado por placebo. J Allergy Cl Fn Immunol 2003; 111: 986- 94.

134. **Ernesto Enrique, Fernando Pineda, Tamim Malek, Joan Bartra, Maria Basagan, Raquel Tella et al.** Imunoterapia sublingual para a alergia alimentar à avelã: um estudo aleatório, em dupla ocultação e controlado por placebo com um extrato normalizado de avelã. J Allergy Clin Immunol 2005 ; 116: 1073-9.

135. **David D. Rutstein, Robert J. Mullan, Todd M. Frazier, William E. Halperin, James M. Melius, John P. Sestito.** Sentinel Health Events (Occupational): A Basis for Physician Recognition And Public Health Surveillance. AJPH 1983; 73, 1054-62.

136. **Baur X, Degens P, Weber K.** Occupational obsmactive airway diseases in Germany. Am J Ind Med 1998; 33: 454-62.

137. **Van de Weyer R.** Principes generaux de reparation et de prevention des maladies professionnelles respiratoires en Belgique. Rev Mal Resp 1990; 7: 126-34.

138. **Innocenti A.** Asma ocupacional: considerações sobre a epidemiologia e critérios de avaliação dos danos. Med Lav. 1997; 88: 3-12.

139. **Kjell Toren.** Taxa de asma ocupacional auto-referida na Suécia 19901992. Medicina do Trabalho e do Ambiente 1996; 53:757-61.

140. **Walls C, Crane J, Gillies J, Wilsher M, Wong C.** Asma ocupacional e outras doenças respiratórias ocupacionais não relacionadas com o amianto notificadas entre 1993 e 1996. New Zealand Med J 1997; 110: 246-9.

141. **Ross DJ.** Dez anos do projeto SWORD. Clin Exp Allergy 1999 ; 29: 7503.

142. **Ameille J.** Asthme professionnel : Consequences socio-economiques et professionnelles de l'asthme professionnel. Rev Mal Respir 2000; 17: 284-7.

143. Despacho dos Ministérios da Saúde Pública e dos Assuntos Sociais. Quadro indicativo das taxas de invalidez permanente resultantes de acidentes de trabalho e de doenças profissionais. Jornal Oficial da República da Tunísia N°26 31 de março de 1995.

144. **Pauli G, Kopferschmitt-Kubler MC.** Prognóstico médico. In: L'asthme professionnel, JC Bessot, G Pauli ; Eds Margaux Orange, Paris, 1999, 523535.

145. **Ameille J, Descatha A.** Desfecho da asma ocupacional. Curr Opin Allergy Clin Immunol 2005; 5: 125-8.

146. **Fabbri LM, Danieli D, Crescioli S, Bevilacqua P, Meli S, Saetta M, Mapp CE.** Asma fatal num indivíduo sensibilizado com diisocianato de tolueno. Am Rev Respir Dis 1998; 137:

1494-8.
147. **Coppieters Y, Nemery B, Piette D.** Etude bibliographique de l'efficacite des actions de prevention de l'asthme professionnel. Societe fran^aise de sante publique Sante publique 2003; 15: 423-35.
148. **Dewitte J D, Chan-Yeung M, Malo J L.** Medicolegal and compensation aspects of occupational asthma. Eur Respir J. 1994, 7, 969-980.
149. **Gonzalez M, Cantineau A, Bessot J C, Pauli G.** Prevenção colectiva e individual. In: L'asthme professionnel. Eds Margaux Orange1999; 537-47.

I. Identidade do doente

1- Nome :

2- Nome próprio :

3- Sexo: 1 - masculino; 2 - feminino.

4- Idade (ano) :

5- Número do ficheiro :

6- Número de telefone : ; endereço :

II. Dados socioprofissionais

A- Origem :

1- urbano 2-rural.

B- Estado civil :

1- single2-marie (e)

3-divórcio 4- viúva(o)

Nível da escola C :

1-literacia 2-ensino primário

3-Ensino secundário; 4-Ensino superior.

D-Categoria profissional :

1-trabalhador; 2-chefe intermédio; 3-chefe sénior; 4-empregado

E-Natureza do regime social: (CNAM)

1-público; 2-privado; 3-indigente

F-Setor do trabalho :

1- -agricultura -pesca ;

2- construção e obras públicas ;

3- Setor primário: indústria pesada e minas

4- Setor secundário (Indústria transformadora)

5- Setor terciário (serviços)

G-Empresa: ; endereço :

H-Profissão :

J- Data de contratação (anos) :

K- antiguidade :

1- < 5 anos; 2- [5 anos - 15 anos [; 3- [15 anos - 25 anos [; 4- >25 anos

L-Natureza da exposição :

111.Antecedentes

A- História familiar de atopia :

1- nenhum; 2-asma; 3-rinite; 4-conjuntivite; 5-eczema; 6-outros.

B-História pessoal :

a) Atópica :

1- Não

2- Asma
3- Rinite
4- Conjuntivite
5- Eczema

6- Outros b) Outros

1-Nenhum
2-Tuberculose
3-BPCO
4-DDB
5-Outros

C- Suscetibilidade genética :

1- Tipagem HLA :
2- Fator genético :

IV.Hábitos :

1- Não
2- Tabaco a- maço/ano
b- Duração
3- Neffa :
4- Narguile :
5- Álcool: a- Crónico b- Ocasional

V. Endereço de :

1- Médico do trabalho
2- Médico independente
3- Serviço hospitalar
4- GMT/IMT
5- UGTT
6- CNAM
7- Outros

VI.Motivo da consulta :

1- aviso de aptidão (visita de pré-recrutamento, outro)
2- confirmação de doença profissional
3- parecer de diagnóstico
4- Avaliação PPI
5- deficiência
6- aviso de reforma antecipada
7- outros

VII. Diagnóstico de asma

A. Dados da entrevista :

a. Sintomas respiratórios :

1- Dispneia sibilante
2- Tosse seca
3- Aperto no peito
4- Falta de ar durante o esforço
5- Dispneia de esforço crónica

b. Sintomas atópicos associados :

1- Não
2- Rinite
3- Conjuntivite
4- lesões cutâneas
5- Outros.

B. Avaliação clínica :

1- Normal
2- Rales sibilantes
3- Zumbidos
4- Distensão torácica
5- Outros

C. Avaliação paraclínica

A/ Biologia

a. NFS :

1- Não efectuado
2- eosinofilia normal
3- hipcr eosinofilia

b. IgE total :

1- Não efectuado
2- Taxa normal
3- Aumento da taxa   Ul/ml

B/ Avaliação radiológica

a. Radiografia do tórax :

1- Não efectuado
2- Normal
3-Normal (distensão, bolhas de enfisema, cardiomegalia, outros)

b. radiografia do seio maxilar :

1- Não efectuado
2- Normal
3- Anormal

C/ Investigação funcional respiratória (IFR)
1- Não efectuado
2- Normal
3- Síndrome obstrutiva
4- Síndrome restritiva
5- Síndrome mista

VEMS% CV% VEMS/CV

D/ Teste de reversibilidade :
1- Não efectuado
2- Negativo
3- Positivo

E/ Prova de provocação brônquica não específica :
1-Não efectuado
2- Negativo
3- Positivo

F/ Teste de contacto padrão
1- Não efectuado
2- Negativo
3- positivo

VIII. Afirmar o carácter profissional da asma :

A- Dados do exame :

a- Atraso no início dos sintomas em relação ao trabalho
1- Imediato
2- < 1 ano
3- [1- 5 anos [
4- [5-10 anos [
5- [10-15 anos [
6- [15-20 anos [
7- >20 anos

b-Cronologia dos sintomas :
1-Acorrência e agravamento durante o trabalho e melhoria durante os fins-de-semana e feriados.

2-Permanente.

3- Existente antes do recrutamento.

8- Estudo de emprego

a- 1-Feito ; 2- Não feito

b- Agentes etiológicos envolvidos

1. Produtos químicos (isocianato; anidrido; amina; colofónia; formaldeído; cloramina; persulfato; antibiótico; formamida de azabis)
2. Metais (a-platina; b-níquel; c-crómio; d-cobalto; e-galvanizado, alumínio)
3. Animal: animais de laboratório (a-rato; b-rato; d-coelho; e-porco); marisco (a-caranguejo; b-camarão); goma.
4. planta: farinha (a- pó de cereais; b- trigo; c- centeio; d- trigo mourisco; e- grãos de café; f- grãos de soja); cedro vermelho; madeira; látex.
5. Outros

c- Condições de manuseamento :

1- Recipiente fechado; 2- Pistola; 3- Máscara; 4- Outros

d- Cobertura de medicina do trabalho :

1-sim 2-não

e- Conclusão :

C- Teste alergológico :

a-IgE específica (RAST)

1- Não efectuado

2- Negativo

3- - AumentoUI /ml

b- -Teste cutâneo específico (teste cutâneo específico)

1- Não efectuado

2- Negativo

3- Positivo

c- Prova de provocação brônquica específica: ...

1- Não efectuado

2- Negativo

3- Positivo

4- Incidentes Especificar :

D. Debimetria:

1- Trabalho externo

2- Na exposição

E. Espirometria faseada :

1-Trabalho externo :

VEMS.... ; CV..VEMS/CV...

2-Durante a exposição

VEMS.... ; CV..VEMS/CV...

F. Teste de despejo :

1. Não efectuado
2. Negativo
3. positivo

IX. Nível de gravidade :

1- Intermitente

2- Sempre-verde claro

3- Persistência moderada

4- Persistente grave

X. Tratamento

A- Despejo :

1-sim 2-não

B-Pace de tratamento :

1- Tratamento de urgência

2- Tratamento de fundo a longo prazo C-Moléculas :

1- Beta 2+ a ação inalação imediata

2- Beta 2+ inalado de ação prolongada

3- Beta 2+ oral de ação prolongada

4- Eufilina oral de ação prolongada

5- Corticóides inalados em dose baixa

6- Corticóides inalados dose média

7- Corticóides inalados em doses elevadas
8- Corticóides orais de longa duração
9- Corticóides nasais
10- Anti-histamínico
11- Anti-leucotrienos.
12- Combinação fixa de beta 2+ corticóides
13- Combinação livre de beta 2+ corticóides
14- Outros.

XI. Consequências médicas e jurídicas

A-Declaração :

1 - Data da declaração efectuada..."'..."'
2 - Não efectuado
8- Quadro n.º :
C- Agente etiológico
D- Reconhecimento como doença profissional:...
1- Ouidato de reconhecimento.../.../...
2- Não
E- Reparação :
1- não
2- Taxa PPI <= 4%.
3- Taxa PPI [5-14%]
4- Taxa PPI > 14
F- Motivos de rejeição :
1-Médico
2-Administrativo
3-Outros :
G - Consequências socioprofissionais :
1- Retenção na mesma posição
2- Transferência de emprego
3- Reclassificação profissional
4- Despedimento.

XII. Evolução :

1-Regressão total 2-Regressão parcial 3-Estado estável ou agravamento.

A - Evicção total com asma sintomática há menos de seis meses e sem tratamento:

8- Exclusão total com asma sintomática há menos de seis meses e com tratamento:

C- Não há desocupação com asma sintomática há menos de seis meses e com tratamento

D-Despejo total com asma sintomática há mais de seis meses e sem tratamento :

E- Exclusão total com asma sintomática há mais de seis meses e com tratamento:

F- Não há expulsão com asma sintomática há mais de seis meses e com tratamento

XIII. Complicação:

1- Não

2- Sim; especificar :

Currículo

Problemas :

A asma ocupacional (OA) tornou-se a doença respiratória mais comum relacionada com o trabalho. Além disso, os dados epidemiológicos sugerem que 10% da asma dos adultos pode ser atribuída à atividade profissional. Esta doença afecta uma população jovem e economicamente ativa, pelo que tem um custo socioeconómico considerável.

Objetivo do trabalho:

Estudar a prevalência da AP no sul da Tunísia de 2002 a 2009, estabelecer a sua estratégia de diagnóstico, descrever as caraterísticas epidemiológicas dos indivíduos afectados, os factores etiológicos e especificar os aspectos terapêuticos, evolutivos, preventivos e médico-legais da doença.

Materiais e métodos :

Realizámos um estudo descritivo retrospetivo de todos os casos de AP declarados aos serviços regionais do CNAM durante um período de oito anos, de 01/01/2002 a 31/12/2009, com os seguintes objectivos Recolhemos dados dos registos médicos utilizados para estabelecer o diagnóstico de asma brônquica, dos registos médicos e administrativos dos doentes declarados para AP recolhidos nos serviços regionais do CNAM em Sfax, bem como dos relatórios do inquérito profissional efectuado para todos os casos declarados.

Resultados:

Foram recolhidos 59 casos de AP no nosso estudo, com uma idade média de 42+/9 anos. A população era predominantemente masculina. A maioria dos doentes era operária de empresas do sector secundário.

Uma vez estabelecido o diagnóstico de AP, o médico assistente, em colaboração com o médico do trabalho, efectua a declaração. No âmbito do nosso estudo, esta foi efectuada essencialmente em 3 tabelas: tabela n.º 42 relativa aos isocianatos; tabela n.º 56 relativa aos cereais e farinhas; tabela n.º 58: correspondente a outros agentes responsáveis por doenças respiratórias alérgicas.

Dos 59 casos registados, 38 foram reconhecidos como doenças profissionais. Foi atribuída uma taxa de incapacidade parcial permanente a cada caso reconhecido (a incapacidade parcial permanente média foi de 24,07%).

Vinte doentes sofreram uma deterioração do seu estado respiratório, necessitando de tratamento e monitorização regular, enquanto quinze doentes perderam o emprego.

Conclusão:

A AP é uma das doenças profissionais mais comuns, mas é frequentemente subestimada e/ou subnotificada. Dada a potencial gravidade das suas consequências sócio-médicas, é imperativo otimizar a sua gestão, tanto em termos de prevenção como de tratamento.

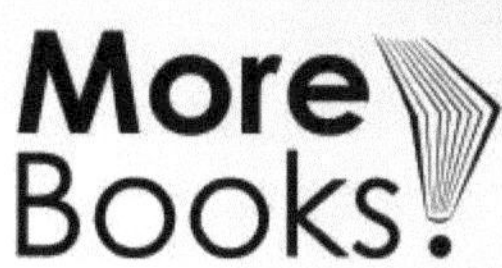

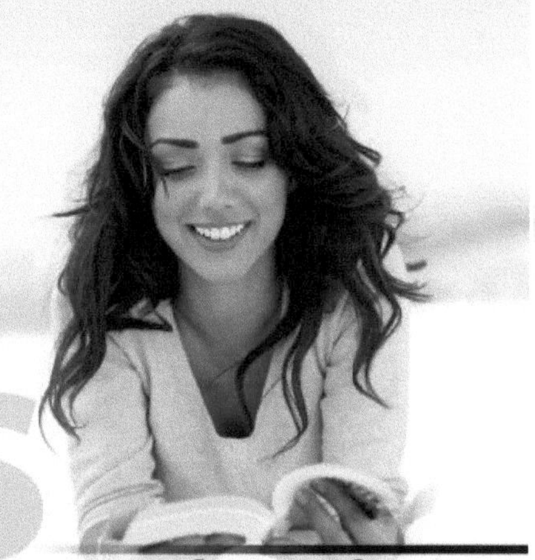

yes

I want morebooks!

Buy your books fast and straightforward online - at one of world's fastest growing online book stores! Environmentally sound due to Print-on-Demand technologies.

Buy your books online at
www.morebooks.shop

Compre os seus livros mais rápido e diretamente na internet, em uma das livrarias on-line com o maior crescimento no mundo! Produção que protege o meio ambiente através das tecnologias de impressão sob demanda.

Compre os seus livros on-line em
www.morebooks.shop

info@omniscriptum.com
www.omniscriptum.com

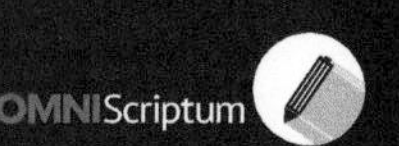

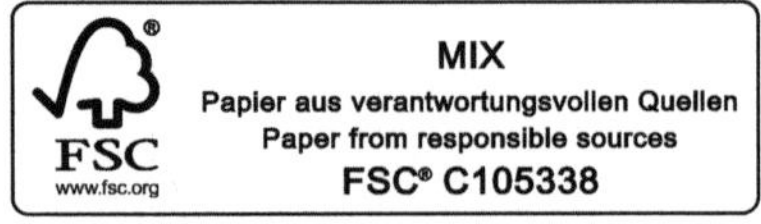

Printed by Books on Demand GmbH, Norderstedt / Germany